U0259836

# 八周正念之旅
## ——摆脱抑郁与情绪压力

The Mindful Way Workbook:
An 8-Week Program to Free Yourself from Depression
and Emotional Distress

[英] 约翰·蒂斯代尔（John Teasdale）
[英] 马克·威廉姆斯（Mark Williams）　◎著
[加拿大] 津德尔·西格尔（Zindel Segal）

[美] 乔·卡巴金（Jon Kabat-Zinn）◎作序

聂　晶◎译　　薛建新◎审校/录音

中国轻工业出版社

**图书在版编目（CIP）数据**

八周正念之旅：摆脱抑郁与情绪压力／（英）约
翰·蒂斯代尔（John Teasdale）等著；聂晶译. —北京：
中国轻工业出版社，2017.3（2025.3重印）
　　ISBN 978-7-5184-1115-3

　　Ⅰ. ①八…　　Ⅱ. ①约…②聂…　　Ⅲ. ①精神疗法
Ⅳ. ①R749.055

　　中国版本图书馆CIP数据核字（2016）第223818号

责任编辑：戴　婕　　　责任终审：杜文勇
策划编辑：戴　婕　　　责任校对：刘志颖　　　责任监印：吴维斌

出版发行：中国轻工业出版社（北京鲁谷东街5号，邮编：100040）
印　　刷：三河市鑫金马印装有限公司
经　　销：各地新华书店
版　　次：2025年3月第1版第11次印刷
开　　本：710×1000　1/16　　印张：16.25
字　　数：120千字
书　　号：ISBN 978-7-5184-1115-3　　　定价：56.00元
读者热线：010-65181109
发行电话：010-85119832　　　010-85119912
网　　址：http://www.chlip.com.cn　http://www.wqedu.com
电子信箱：1012305542@qq.com
版权所有　侵权必究
如发现图书残缺请拨打读者热线联系调换
250347Y2C111ZYW

# 如何获取本书附带的正念指导语音频

为了帮助你更好地进行本书中的正念练习，John Teasdale、Mark Williams 和 Zindel Segal 亲自录制了指导语，由聂晶翻译并由薛建新审校、转录成中文版本。

请扫以下二维码获取全部音频：

# 音频文件清单

# 《水滴正念译丛》总序

我从 1993 年接触禅修，至今已过了 20 多年。禅修已成为我日常生活的一部分，带给我很多积极的影响，从调节身体情绪到发现思维陷阱，乃至开发个人创造力以及促进人际关系和睦等。

2009 年春，我在苏州西园寺服务，偶然看到了《抑郁症的内观认知疗法》这本书，发现西方的正念专家经过 30 年的摸索尝试，已将传统的禅修智慧与现代科学，诸如心理学、脑科学、神经科学等相整合，发展出一系列行之有效的治疗途径。那时心中欢喜不已，同时也谋划着如何用禅修去让自己和周围的人受益。

那年初秋，当受邀为一些义工培训的时候，我便尝试使用了书中介绍的完整练习。那是一次为期 7 周的具有好奇与探险精神的体验。因为没有参加过相关的课程培训，我能做的只是尽量熟悉书中的内容介绍，在自己理解体验之后带到课堂上与大家分享。

教室被安排在环境清幽的西园古刹中，那是一个安静小院里的一间中式房间，名字叫作般若堂。般若是梵语，相当于中文的"智慧"。

记得第一次上课的时候，天气还有点热。做后勤的伙伴们将教室布置得很典雅唯美，还买来了鲜花放在教室中，并准备了精美的小点心作为茶歇。我们在地板上围坐成一圈，每个人面前的小桌上都有一只白色的骨瓷小碟，里面放着一两块精致的茶点。在边上的小花瓶中，还插着几簇新采来的鲜花。许多来学习的朋友进入课堂的瞬间，就被教室的环境吸引住了。

课程的开展出奇顺利。在第二次课堂上反馈第一周的回家练习时，有位中年男性说，在家中跟着录音做身体扫描练习的时候，每次都无法做完，做到一半就睡着了。尽管如此，他却感到很开心。因为他平时工作繁忙、压力大，入睡困难，睡眠质量很差，没想到正念禅修如此神奇，能如此迅速地改善他的睡眠。

在课程结束后，他再次分享了他的体验。经过 7 周的课堂课后练习，他的气色明显好转了，不仅脸上有了光泽，而且人也更有活力了。其他的参与者也分享了各自的身心变化。

这时，我确信并见证了西方正念专家将传统的佛法禅修引入人类的健康方面做出的有益的尝试和效果。

2011 年冬，我有幸参加了西园戒幢佛学研究所的"佛学与心理学论坛"。在论坛的最后一天，主办方邀请到来自美国的正念减压创始人——卡巴金博士，为各位心理学与佛学的专家介绍正念减压在西方的产生、发展与现状。通过卡巴金博士的介绍，我欣喜地看到了正念禅修在西方近三十年的发展进程，对人们的身心健康做出的积极贡献。

于是，从 2012 年起，我开始参与到正念减压在国内的相关课程培训与学习中，并将学到的经验运用在平时带领的禅修课程中，得到了大家积极的反馈。同时，由于受到西园戒幢佛学研究所倡印的《正念译丛》的启发，我也希望将国外专家在正念运用中的一些优秀书籍翻译过来，惠及国内的相关专业人士，让更多国人了解、学习正念，拥有幸福快乐的人生。

2014 年夏，我联系到了上海南嘉心理咨询中心的徐钧老师。徐老师既是一位资深的临床心理学家，同时又是一位长年坚持正念禅修的体验者，一直关注正念在国内的发展。当我把想组织翻译一些优秀的正念书籍的想法向他表达后，他爽快地答应了，并帮助寻找具体书籍、联络出版机构。

经过徐钧、李孟潮、刘兴华几位老师的推荐，我们最终挑选出《八周正念之旅——摆脱抑郁与情绪压力》《正念教养》《正念心理治疗师的必备技能》《心理治疗中的智慧与慈悲——在临床实践中深化正念》《夫妻和家庭治疗中的正念与接纳》五本书组成了本套丛书，它们涉及正念对情绪与压力的转化、正念对心理咨询师的支持以及正念在夫妻关系和亲子关系中的运用。

很快，在徐老师的帮助下，我们联系到中国轻工业出版社"万千心理"作为这套丛书的出版机构。在出版社戴婕编辑的推进下，这套书籍即将与大家见面。在此，我想表达深深的感恩！

感恩缅甸的羯地腊长老、焦谛卡禅师、德加尼亚禅师在禅修上对我的悉心教导！

感恩西园寺常住给予我带领禅修的机缘！

感恩为"水滴正念译丛"做出贡献的各位朋友！

愿大家：

平安　幸福　欢喜　自在

郭海峰

水滴禅室

2016 年 12 月 14 日

# 推荐序
## 正念：点亮心中那盏灯

正念，是对当下温和的觉察，是每个人都具备的能力。遗憾的是，对多数人而言，正念并没有得到系统化地开发和运用。

正念，就像一盏内心之灯，当它不被了解和培育时，只能发出微弱的光芒，甚至完全没有被点亮。在科技和物质生活高速发展的时代，外界吸引眼球的事物丰富多彩，如同各式各样的彩灯、霓虹灯、激光灯，让人应接不暇。这时，即使内心之灯隐而不显，似乎也不是问题，毕竟光线足够，甚至让人觉得已经太多。但是，偶尔，当情绪困扰如同内心的黑夜般造访之时，我们才会发现：外在灯光无法依靠，或者失去了往日的吸引力。这时，将目光转向内在，我们才会意识到内心的明灯是如此重要而不可或缺。

庆幸的是，正念之灯其实不在别处，一直就在我们的内心，等待着被发现、被激活。而此刻您手中的这本《八周正念之旅》（ *The mindful way workbook: an 8-week program to free yourself from depression and emotional distress* ），就是一颗火种，邀请我们点亮这盏灯，与这份内在的资源重新相遇。

## 时空背景

为读者们推荐这本正念佳作，不妨从该书出现的时空背景开始谈起。过去 30 多年间，中国经历了经济的高速发展和社会转型，物质生活大为丰富。然而，人们内心的焦虑、心理压力以及其他情绪困扰却越来越普遍，心理亚健康状况日益严重，抑郁症发病率也呈明显的上升趋势。近年来，大家从媒体报道或日常生活中得知患抑郁症的人越来越多，受困于此的既包括明星名人，也可能包括你我身边的亲人、朋友和同事。

事实上，这一现象并不是中国独有的，而是全球性的。数据表明，过去半个多世纪，美国的 GDP 增长了三倍，但民众的幸福指数并没有提升，情绪障碍等心理问题的发病率反而逐渐升高。人类似乎进入了一个怪圈：在科技与物质生活发展的同时，心灵并没有获得安顿，看起来人们的心理似乎更脆弱了。世界卫生组织在 2010 年根据数据预测，十年后，抑郁症会成为人类健康的第二大威胁，而这一预言似乎正在一步步地成为现实。

《八周正念之旅》呈现的正念认知疗法（Mindful-Based Cognitive Therapy，简称为 MBCT），作为帮助康复期的抑郁症患者预防复发的心理干预方法，已经受到全球医学界和心理学界的工作者的关注。此疗法的创始人是三位优秀的认知心理学家——John Teasdale、Mark Williams 和 Zindel Segal，他们在美国麻省大学正念中心卡巴金教授开创的正念减压（Mindful-Based Stress Reduction，简称为 MBSR）的基础上，整合了认知行为治疗（Cognitive Behavior Therapy，简称为 CBT）的要素和相关的心理教育成分，针对导致抑郁复发的心理机制而设计出了一整套正念团体课程。

在 MBCT 推出十多年来，它获得了大量临床和实验室研究的支持，并推动了正念学术研究文献的指数化增长。在有效性获得验证后，相关的研究与实务工作的发展前景更为广阔，展现出更多的可能性。

在学术研究方面，学者正在继续探索 MBCT 的机制与作用，包括学习者在心理学水平上和脑神经学水平上发生的改变；同时，根据认知行为治疗领域累积的对各种身心疾病的心理机制的理解，MBCT 正被扩展到应对多种其他的身心疾病中，包括焦虑、失眠、双相情感障碍、癌症康复、慢性疲劳综合征，等等。

在实务工作方面，英国成立了正念取向师资教学联盟，提升师资训练的规范化和水准，师资训练路径与评估标准正在逐步完善。为了让有需要的人士有更多的渠道可以参与学习，相关的正念中心也在与医疗体系合作，并尝试推出网络学习课程，出版自助学习手册。MBCT 的研究重镇牛津大学正念中心还开展了与教育系统的合作，在中小学推动正念教育，并且在英国引入正念分娩与养育课程(Mindfulness-Based Childbirth & Parenting，简称为 MBCP)，将正念引入个人生命周期的更早期，提升心理健康水平。

《八周正念之旅》也是这些工作的"大画面"的一个部分。三位创始人集数十年的经验与功力，化繁为简，用文字将 MBCT 课堂转化成这本书。得知出版社采纳了我关于中文版译名的建议，我也感到欣慰，因为我深深体会到就如这个标题，正念学习就是一场内心的旅程。本书精心呈现了完整的八周 MBCT 的历程，就向一个经验丰富的导游，带领着读者一步步体验这场正念学习之旅。

与多数正念类图书不同，《八周正念之旅》的视角和呈现方式是以读者（作为学习者）为中心，围绕正念学习过程组织材料，并且设计了课堂典型对话实录，配备完整的课程引导录音，再配合个人反思与记录练习的表格。即使在英文正念图书中，这本书也在帮助读者体验 MBCT 的领域填补了一个空白。

本书的出版对中国读者有重要的意义。与英美相比，国内的正念资源并不丰富，能进行 MBCT 教学的师资也很有限。而中国地域广阔，有需求的人士数目巨大，很多朋友由于条件限制，无法参加八周设置的 MBCT 课程。现在有了这本书，有学习需求的读者，就可以立刻开始学习正念，从阅读和练习中品尝到正念的滋味了。

# 化解"不必要的"心灵困苦

正念认知疗法建立在两个重要的源头之上：源自东方传统智慧的密集正念练习以及现代西方认知行为治疗。二者虽然属于两个体系，但其实有共同的目标：理解人的内心，并且减少或缓解心灵困苦。那么，这个目标是如何达成的呢？这涉及MBCT的核心机制，也是学界关注的主题，已经有了重要的发现与初步的结论。

人们已经意识到，随着抑郁症发病次数的增加，复发变得越来越容易。有数据表明，首次罹患抑郁症的患者，康复后约有50%的概率再次发作，而对有过三次以上患病经历的患者来说，这个比率达到70% ～ 80%。也就是说，随着复发次数的增加，患者的"内在易感性"越来越强，就好像一种内心的心理机制得到了强化，导致抑郁症再次发作。

抑郁复发的核心是情绪低落时消极思维方式得到激活，这包括想法、情绪和身体感觉的整体模式与互动强化。换句话说，患者的易感性是对低落情绪的过度反应，这常常表现为两种方式：经验回避——竭力逃避不想要的体验；头脑反刍——用头脑穷思竭虑的方式去解决心境的问题。而这两者会把情况变得更糟。

事实上，每个人都会在生活中经历低落情绪，这是无法改变的。因此，减弱内在易感性的关键在于学习如何回应低落情绪而不被其所困。MBCT就围绕着减弱应对内在易感性开展工作，重点关注学员学习与个人体验建立新的关系，而非改变体验本身，从而更有技巧地回应那些可能导致复发的体验和心理过程。

本书中也引用了著名的"两支箭"的譬喻：人常常会受到两支箭的伤害，第一支箭是别人或环境射向我们的，是作为人所不可避免的；第二支箭则是我们自己射向自己的，是对第一支箭的不满、不接受、逃避、挣扎，这种出自本能的习性曾经保护人类的祖先生存下来，但过度使用，却让我们困在不想要的境地中更长更久。

更重要的是，这些心理机制，不仅仅在情绪障碍的患者心里有，其实在每个人的心中都或多或少地存在着。对健康人群而言，这些机制同样阻碍了人们发挥潜力、活出更为满足和幸福的人生。这些基于内心机制的"痛苦"，其实是"不必要的"。因此，正念认知疗法对健康人群也同样有价值，可以帮助化解这些"不必要的"心灵困苦。

我有时用这个比喻来描述正念带来改变的过程：如果将人脑比喻成一台富于潜能的机器，很多日常的思维习惯就像是一系列的参数设置，将大脑调整到某种工作状态，而这种工作状态，有其功能性的一面，但也有很多常常无用、低效甚至有反作用的一面。在某种程度上，正念训练像是一种大脑的重新配置，释放一些不必要的限制，解放出原本就有的能力，甚至发挥出心灵深处的极具转化性的潜能。

## 善用本书并从中获益

平心而论，学习正念的最佳选择是参与有品质的面授课程，在团体学习的进程中，学习方法，辅以研讨和对话，深化体验和领悟。受限于条件，退而求其次，网络课程亦有其价值。虽然网络课中的身心参与程度、共同习练的氛围、师生之间的"探询"和对话的深度，通常都会弱于面授课程，但在理解课程要点、维持正念练习的动力、保持时间承诺等方面，都能弥补个人学习之不足。

当然，不是所有朋友都有机会参加面授或网络课程。在这样的情况下，《八周正念之旅》可以说是非常好的资源，只要善于运用，也一样可以从中获益。除了个人读书学习之外，有心的朋友也可以组织读书会，或者邀请几个伙伴一同学习，这会更容易保持兴趣和承诺。

关于学习历程的建议，在书中的很多章节都有涉及，特别是在第 4 章和第 12 章，值得读者留意。除此之外，我还有几点建议供读者参考。

本书经过精心安排与设计，展露出很多正念练习的"诀窍"，对初学者和经验丰富的爱好者，都同样有价值。所以虽然书的篇幅不算大，还留有很多空白供读者填写，但此书值得细读并与学习历程联系起来。最好不光是"读"这本书，而是把它"用"起来。在整体理论基础方面，第 3 章的关于存在模式和行动模式的总结，提供了 MBCT 的工作地图，把整个课程串联起来，可以结合个人经验来体会与揣摩。

在学习第二部分详细展开的八周课程时，请重视正念练习的核心作用。正念学习很强调经验为本，练习的经验是学习的土壤。如果只是囫囵吞枣地把书读完，那只是多了一些想法和理解，还是"入宝山而空手而回"。也可以先浏览一下整本书，然后放慢脚步、静下心来，按照八周课程的节奏，一周读一章，辅以录音每日练习，扎扎实实体会完整的八周历程，这样学习会更深入。正念学习需要"慢工出细活"：你获得的就是你所投入的。

另外，身体在正念学习中是非常重要的资源。在练习和生活中，请记得与身体感觉的联结。现代人往往习惯于活在头脑中。而无知无觉的自动导航、沉浸在过去未来的时光旅行、消耗性的穷思竭虑，都是与此相伴而生的产物。回到身体，可以把我们带回到当下，给心提供一个新的栖息地，并由此深入正念。

正念练习包括正式练习和生活中的非正式练习，这就像太极图中的阴阳鱼，二者互相增强，互相辅助。请不要把正念练习当成只是在坐垫、瑜伽垫上的事，与生活无关。其实，二者培育的是同样的正念。正式练习就像磨刀，生活中的非正式练习像用刀。伴随着学习的历程，请体会正式练习培育的温和的觉察，如何弥散到生活里，让我们更好地觉察身心经验，做出善巧的回应。如同卡巴金博士所说的，真正的正念课程就是"一刻接一刻的生活"。

\*\*\*\*\*\*\*\*\*\*\*\*\*\*\*\*\*\*

　　在众多人士的努力与合作的基础上，因缘和合，《八周正念之旅》终于脱胎而出。捧读这本著作，就像是接到一份温柔的邀请，让我们去探索内心，去了解内在本来就有的疗愈和转化的能力。典籍有言，"譬如一灯，入于暗室。百千年暗，悉能破尽。"祝愿读者由此点亮内心的正念之灯，发现蕴含在身心之中的潜能并发挥出来，利人利己，自觉觉他。

薛建新

明心工坊创始人

中国大陆首位受训于牛津正念中心的 MBCT 教师

2016.10.20

# 前　言

　　这本书非常棒！不过，我是花了一段时间后才意识到它到底有多棒。最初阅读本书时，我对工作手册类书籍是怀有一丝偏见的。当得知这是本工作手册时，我心想："为什么非要在正念认知疗法（Mindfulness-Based Cognitive Therapy，简称为 MBCT）书籍之外，再专门配一本工作手册呢？"不管是针对治疗师还是一般大众，作者都已经做了大量工作，将 MBCT 介绍得非常清楚了。MBCT 已经相当普及并且备受关注，人们也从中获益良多。那么究竟还有什么欠缺？还有什么需要补充的呢？人们还需要哪些方面的支持呢？作者还会在多大程度上使这个主题更加清晰、深入呢？事实证明，上述所有问题的答案都是："确实还有很多"。

　　阅读完本书并仔细回味后，我很快认识和感觉到：这本工作手册不仅是必需的，而且是非常出色、极有价值的。本书用全新的方式，将 MBCT 的体验和培养正念引入你的日常生活，这种体验非常真实，你仿佛身临其境地参与了整个课程：你好像就坐在教室里，不仅能得到教师的指导，还能感受到整个团体中其他成员的顾虑、问题和投入练习后的体验。这些体验可能和你的体验颇为相似。于是，我认识到了工作手册的独特优点和作用，明白了技艺娴熟的作者为何要使用工作手册。以前我所认为的完整的想法，其实是有其不足的。

　　这本书如同一个最值得信任的朋友、咨询师或导师，至少就一本书而言，它已经做到极致了。这本工作手册会带给身为读者的你一种被友善对待的感受，这不光来自作者个人的态度，更是来自修习过程本身：当你一天天、一周周通过培育正念来开始探索自己身心的旅程时，这一旅程虽然简单，却同时具备潜在的深刻性和解放性。这本工作手册带领我们发现心智中那些容易禁锢我们的陈旧模式，虽然表面上看来，这些模式是在极力赋予事情意义并帮助我们。

本书最可爱且实用的地方，就是会出现一些对话框，将我们可能思考或琢磨的问题显示出来，并提供一些答案，帮助我们以更宽容、释然的方式，从新的角度来看待事物。这里有课堂上其他同学的声音，他们和你一同练习、提问、分享体验；这里也有导师所给予的轻柔、清晰并鼓舞人心的回应，回答你每天所产生的不同问题和疑惑，例如如何练习、练习什么，以及自己是否"做对了"，或者说，你的体验是否有效；这些轻柔和安慰的声音始终在这里，一遍遍地提醒你：你的体验的确是有用的，因为这是你的体验，因为你觉察到它了。

这是一种不断增强的能力，从自己的体验中学习，学着信任觉察中抱持着的自己的经验——看穿并超越那些寻常的好与坏、喜欢与反感的框框，与那些先前让你崩溃或压抑、将你拖入无穷无尽的思索与黑暗螺旋中的事物，建立全新的联系。全然地投入到本书所提供的练习中，它将教你如何邀请那些时刻重新回到家庭和你的生活中。尽管这需要勇气，却大有裨益。这本手册清晰并慈悲地告诉你，你之前所认为的命运不再是你的命运，而且从来不曾是你的命运——你和我们一样，有无尽的机会，来练习如何学习、成长及疗愈。只要你认为这是可能的，那么你的生活就会转变；你，和我们一样，有无尽的机会，来意识到自己时时刻刻都有真实的选择权，来决定如何与心灵、身体及世界建立关系。

事实证明，这种简单的、在每时每刻改变视角的做法——特别是在那些艰难的、恐惧的、沮丧的时刻——可以让一切大为改观。它可以将生活完整而美好地交还给你。我希望这本书也能让你梦想成真。沉浸在这本手册里，全心投入其课程中——无论你的生活中出现什么、心智中涌现什么，都会成为这个课程的重要内容——你的生活将会大有不同。愿你一刻接一刻地安住于这种新的存在方式中，让你的行动也都是从存在中流淌出来的。愿你努力练习，也愿你带着仁慈和友善来温柔地练习。在这里，你会得到最好的带领，这包括（而且特别是）你自己的带领。

乔·卡巴金（Jon Kabat-Zinn）

于美国莱克星顿马萨诸塞州

2013 年 4 月 22 日

# 致　谢

　　多年来，很多同行都慷慨奉献，致力于正念认知疗法（MBCT）的发展、宣传和评估工作中。在这里，我们要特别感谢那些为本工作手册的出版做出贡献的朋友。

　　自从创立以来，这个项目一直由 Guilford 出版社的高级编辑 Kitty Moore 推动运作。我们很幸运能够由 Chris Benton 来编辑和指导，他有创新天赋，并善于激励他人。David Moore 制作了那些清晰而有吸引力的表格，对于我们每次提出的细微变化都做出了快速的回应。我们感谢以上所有人士的热情帮助。

　　我们同时对 Trish Bartley、Melanie Fenell、Jackie Teasdale 和 Phyllis Williams 的加入表示真诚的感谢！他们在百忙中推开其他事情，在很短暂的时间内完成了对草稿的阅读。他们的反馈既改善了本书的外观，也提升了本书的内涵。

　　我们非常高兴地感谢卡巴金博士在 MBCT 发展过程中所做出的基础性的、鼓舞人心的、学术性、实质性的贡献。我们的合作带来了持续的喜悦和成长。对于他的慷慨作序，我们深表感谢！

　　最后，我们很高兴借此机会深深感谢那些正念课程的参与者。他们的贡献对 MBCT 的发展和本书有着深远的影响。一些学员慷慨地分享了他们的故事；另外一些学员则为我们提供了互动的灵感；他们都是我们的老师。感谢每一个人！

# 作者声明

## 学员语录

本书中，我们引用了以往MBCT学员的语录，其中有些内容直接引用了学员的原话。如果他们建议使用自己的名字，我们就遵照他们的意愿。没有提出此要求的，我们则使用化名。在其他情况下，引文代表了一些学员所表达的基本含义，其身份是虚构的。我们还采用了一些学员和教师的互动——同样，这只是对典型课堂交互的抽象代表，并不特指某个人的话语。

# 目 录
## contents

第一部分

# 基 础 知 识

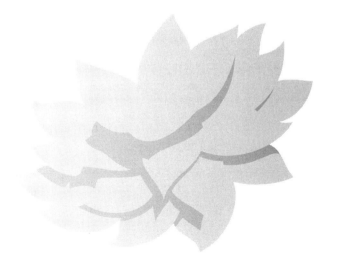

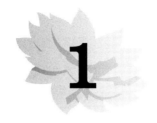

# 1

# 欢 迎

> 欢迎来到这个为期 8 周的正念认知治疗（MBCT）课程。MBCT 是指基于正念的认知治疗。本课程设计的目标，是帮助你应对持续不良的情绪状态。
>
> 各种研究已经证实，MBCT 在治疗抑郁、焦虑以及其他多种身心问题方面，有显著的效用。
>
> 本工作手册适用于多种情境：MBCT 专业指导课程、个体治疗及自助。
>
> 我们祝福你踏上这段旅程——探寻如何更好地滋养内心深处的完整性和疗愈力。

如果你曾深切地在生命中感受过忧伤，那么不论时间长短，你都会知道想要有所改变是多么的困难。不管自己多么努力，都于事无补——或者好景不长。你备感压力，为了生活的继续而精疲力竭。生活黯然失色，而你却不知如何寻回一切。

渐渐地，你开始相信一定是自己出了什么问题，并从根本上认为是自己不够好。

这种内在的匮乏感，可能是源于较长时间内所积累的压力，或是一两件不期而至、让生活混乱不堪的创伤性事件。也可能只是内心升起的、没有任何缘由的忧伤。你发觉自己迷失在难以慰藉的悲伤里；极度地空虚；对自己、他人或世上的一切，感到深深地失望。

> 对于任何经历过挥之不去的情绪困扰的人而言，那种绝望和消沉感、完全没有一丝快乐的抑郁感，从未远离自己。

如果这些情绪不断升级，那么最后会变得非常严重，成为医学上所描述的临床抑郁。不过，本书谈到的不快，是我们每个人时不时都会体验到的。

如果你发现自己情绪低落，不管其程度、持续时间如何——无论是严重的抑郁，还是持续、无休止的不快乐，或是间歇性的无力感——那种绝望和消沉，没有一丝快乐的感受，其实并不遥远。

当事情变得不可收拾时，你也许会想办法分散注意力，但仍然会有很多问题回响在脑海："我为什么没法从这种情况中抽身而出？""如果这种情况一直持续下去怎么办？""我究竟是怎么了？"

## 重拾希望

——无论你的想法试图说服你什么，实际上你自己没有任何问题。

——你那英雄式的、防止情绪破坏那个最好的自己的努力，其实是在帮倒忙。

——正是这些事情让你陷入痛苦，或让一切更糟。

假如上述这些情况是真的，会怎么样？

本书就是想帮助你理解这些事情是如何发生的，以及自己该如何应对。

## 正念认知疗法（MBCT）

接下来，我们将会引导你一步步地进入 MBCT 课程。

这个基于研究的、为期 8 周的课程，可以教会你一些技能和理念，帮助你从痛苦情绪的纠缠中自我解脱出来。

> ### 正念认知疗法（MBCT）是有效的
>
> 全球性的研究已证实，正念认知疗法可以有效地帮助那些有多次抑郁史的患者，让他们再次患上临床抑郁的概率减半——其有效性堪比抗抑郁药物。

当然，抑郁的到来往往伴随着焦虑、易怒或其他有害情绪。好消息是：正念认知疗法虽然是为治疗抑郁症而发展出来的、并且在对抗抑郁方面极其有效，但研究同样也证实，正念认知疗法在应对持续性焦虑以及其他破坏性情绪方面，也有强大的效用。

MBCT 的核心就是温和的、系统化的正念训练（稍后会向大家介绍何为正念）。

MBCT 训练可以帮助我们摆脱两个关键心理过程的纠缠，而这正是抑郁和其他情绪问题的根源：

1. 对一些事物过度思考、穷思竭虑，或者过分担忧的倾向。

2. 回避、压抑或逃避其他事物的倾向。

**杰西卡**："我的问题是，夜晚总是无法入睡，对白天工作时发生的一切耿耿于怀，或者担忧明天会发生些什么。我尝试了各种方法来停止这些胡思乱想，但根本无济于事。事情越来越糟。现在，这种情况已经蔓延到了白天。我甚至会因此忘记手头要做的事情。这时我才意识到，事情已经发展到我无法控制的地步了。"

如果你长期经受情绪障碍的折磨，那你一定知道担忧和压抑是无济于事的。

但是你却没有办法停止这些担忧和压抑。

> **正念**意味着能够将直接、开放的意识带入到你所从事的任何事情当中；意味着时时刻刻能够收听和收看到心智和身体内以及外部世界所发生的一切。

如果你付出加倍的努力试图关掉失控的头脑，可能会带来暂时的缓解，但也可能让事情更糟。

你的注意力仍然被你的困扰所绑架：你的心智几乎难以逃脱，总是一次次地被拽回到那个你试图逃离的中心点。

如果你可以学习到一种全新的技能，从而获得一个完全不同的与头脑相处的方式，那会怎么样呢？

正念训练教给你的正是这样的技能：它将帮你重拾对注意力的控制，这样，你就可以时刻重新体验自己和这个世界，并且放下那些经常困扰自己的、刺耳的自我批判之声。

每天进行正念训练可以减少对周遭事物的穷思竭虑和担忧倾向。

你会重新觉察到生活中微小的美好和愉悦。

你将学会对影响你的人和事，给予智慧和慈悲的反应。

我们大力发展 MBCT，并一次次目睹它如何将人们从低落心境及其伴随的压力和精疲力竭等沉重负担中解脱出来。我们也见证了他们所发现的非凡结果：有一种方法，可以让他们比想象中更加彻底地体验生活。

"有一天我儿子对我说'你最近情绪真好'——我感受到了内在自我的微笑，于是就给了他一个拥抱。"

"我开始更频繁地与朋友们共处了——以前我很害怕这样做——现在我的电话铃常常响起——朋友们想一起出去。"

"来这里之前，我不知道没有压力的生活是什么样的。我大概在 5 岁的时候曾有过这样的体验，但我已经不记得那是什么滋味了。我得知了一种不同的生活方式，而它是如此简单。"

"大学毕业后，我再次开始重新画画了。"

"我女儿说，我的姿势和走路的样子都跟以前完全不同了——我意识到她是对的。不知为何，我感到轻松了。"

## 本书适用于哪些读者？

任何想要参加这个为期 8 周 MBCT 课程的人都可以阅读本书。

你可以将本书看作老师带领的正念课程的一部分或个体治疗的一部分，也可以用作自助，自己进行课程训练或者与朋友一起训练。无论你采用何种方式，本书配有的可以下载的录音，可以支持你进行每日的正念练习。

当然，你也不必等到抑郁很严重时，才在 MBCT 课程中寻找有效帮助：

- 研究证实 MBCT 可帮助应对的情绪问题越来越广泛。
- MBCT 所关注的核心心理过程，正是导致我们陷入不快的、多种原因的根源所在。

## 假如你正处于抑郁状态

MBCT 课程的设计最初是为了帮助那些曾经患有严重抑郁的人。本课程在他们症状相对好转后提供，作为一种技能学习来防止抑郁卷土重来。大量的证据表明，该课程行之有效。

越来越多的证据也表明，MBCT 同样可以帮助那些正处于抑郁状态的人们。

但是，如果当前的状况真的非常糟糕，你的抑郁严重到让你难以集中于一些练习，那么挣扎于新的学习可能会加重你的沮丧。更明智的方法是允许自己等待一段时间，等自己能够开始、或者确实开始温柔地对待自己——记住，你所经历的困难直接受到抑郁的影响，它迟早会变得简单起来。

那些把人们困在情绪痛苦中的心智模式，本质上就是那些阻碍人们活出潜能和更令人满意的生活状态的心智模式。

## 为什么需要工作手册？

我们已经著书向广大读者介绍了 MBCT：《穿越抑郁的正念之道》（*The Mindful Way through Depression*）（此书是与 Jon Kabat-Zinn 教授合著的，他是正念领域的领军人物，在全球范围内催生和掀起了一股长达数十年的正念浪潮）。

上述《穿越抑郁的正念之道》与本工作手册相辅相成，如果结合使用将会受益匪浅。

如果你没有阅读过《穿越抑郁的正念之道》，该书就是对 MBCT 方法的基本介绍。该书详述了大量背景，对单独使用本工作手册进行自助的读者来说，有很大的帮助。

如果你已经阅读过《穿越抑郁的正念之道》，那么本工作手册将会为你提供所有的辅助工具及详细的实践指导，帮助你完成 MBCT 课程。

## 为什么需要一本工作手册？

本工作手册的目的是为你提供 MBCT 课程的支持和指导，从而引领你在生活和健康方面获得彻底而持久的改变。

这些改变不可能仅仅通过阅读就能获得，例如知晓我们如何陷入情绪混乱以及如何行动来获得解脱等。

事实上，深刻而持久的改变通常包含着一些行动——本书称为练习。正是通过一天一天的每日练习，MBCT 课程中 99% 的学习得以发生。

只有在理解、练习和反思几个过程中持续反复，才能获得内在的转化。转化后所涌现出来的新的洞见和技能，深深地根植于我们的整个存在之中——因此才能有广泛而持久的作用。

本工作手册包含了上述转化所需的三个关键要素：**结构**、**反思**的机会、**洞见**的来源。

结构是指你可以形成一幅地图，来指引自己一天天地走在改变的道路上。每天的内在之旅都被详细标注。只要在一开始做出按照该方法行动的承诺，你就可以放轻松，只关注那一天、那一刻所需要做的事情。

本工作手册的架构中，也为简短的反思留下了空间。这让你有机会暂停一下，退后一步，看清楚自己的心智和身体中发生了什么，以及周遭世界发生了什么。正是通过这些反思，洞见才得以产生。

为了支持洞见的产生，本手册在实践或练习部分后，提供了一些其他参与者在实践中所产生的反思和对话。通过阅读这些对话，你就会明白自己同样在经历的东西。这样，你就渐渐走近自己的体验，开始自己的探寻之旅——最终领悟到获得更广大的自由与健康的可能。

对很多人来说，使用本工作手册的同时阅读《穿越抑郁的正念之道》一书（或者作为参考）会大有裨益。还有人认为与其他人一起，在一个训练有素的老师的指导下共同进行 MBCT 学习最有效果。

## 本书概览

在第 2 章和第 3 章中，我们探讨了一些基本问题：为什么我们一次又一次地陷入抑郁或情绪困扰中？我们如何在 8 周的 MBCT 课程中实践和练习，才能有所改观？所有这些是如何对我们产生作用的？

> "参加该课程后，我已经可以真正享受并留在当下的时刻……并意识到这是我唯一值得生活的时刻……所以，与其不停地忧虑未来和过去的失败，不如拥抱当下的时刻。
>
> "毫不夸张地说，MBCT 几乎改变了我的每一个方面。"

理解了这些问题后，第 4 章告诉大家如何为本课程做好准备。然后，接下来的七章则一步一步、一周一周地将全部课程细节展开。

最后，在结尾的章节我们总结了本书内容并对未来进行了展望。我们探讨了未来如何继续滋养和扩展出更多的方式，让正念转变并丰富我们的生活。

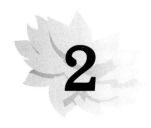

# 2

# 抑郁、痛苦和情绪困扰：
# 是什么困住了我们？

**我们为什么深陷其中？**

贾尼总会在凌晨就醒来，然后再也无法入睡。她觉得身体发沉、头脑中思绪萦绕，总也停不下来。有时她会起身冲杯茶，肩上裹着毯子坐在厨房，拿起自己或舍友留下的杂志，翻阅一些小片段；或者打开笔记本电脑回复晚上收到的邮件。终于折腾得精疲力尽了，再重新回到床上。可是，那些思绪仍旧挥之不去，而且还多出了一个新的声音："这样太糟糕了。你今天会累得无法思考。为什么这种情况一再发生？为什么你不能让自己振作起来？你究竟出了什么问题？"

对于我们大多数人来说，凌晨过早醒来这件事情就足够糟糕了。而贾尼头脑中的想法更像火上浇油。

再次阅读上述故事，你是否可以看到贾尼头脑中的"新声音"是如何增加她的痛苦纠结的？这与你过去的体验是否相似？

如果你同意以下想法，请画"√"：

□ 这个声音为情境增加了自己的灾难性解释（"这太糟糕了"）。

□ 这个声音认为肯定会有可怕的结果发生（"你今天会累得无法思考"）。

这个声音提出了一些无法回答的问题，而且会产生以下后果：

□ 在头脑中回忆过去，尤其是事情变得更糟的时刻（"为什么这种情况一再发生？为什么你不能让自己振作起来？"）

□ 将注意力关注于弱点和失败之处（"你究竟出了什么问题？"）

贾尼的经历揭示了一个关键但意想不到的真相：

## 痛苦本身不是问题

痛苦是人类正常境遇的一部分。这是人们对特定情境的自然反应。如果顺其自然，它就会在合适的时机自行消失，通常还出奇地快。

但是，不知何故，大多数人都不允许事情按其自然进程发生——当我们感到伤心或痛苦时，我们觉得自己必须做些什么，哪怕只是努力去理解所发生的一切。

> 宝拉："一旦陷入这些心境，我发现自己无法将其搁置一旁。我好像也明白，这对自己的担忧和思虑根本无济于事，但我就是无法控制自己。"

矛盾的是，正是这些试图消除不快和痛苦感受的行为，让我们陷入了日益严重的痛苦之中。

**我们对痛苦的反应，将那些原本短暂、转瞬即逝的不快转变成了持续的不满和痛苦。**

我们再走近点，看看到底发生了什么。

我们可以区分出三个重要的阶段——

**阶段一：痛苦显现。**

**阶段二：**痛苦心境引发了消极的思维模式、情绪感受以及过去回忆——这些让我们更加痛苦。

**阶段三：**我们努力用各种方式消除痛苦，实际上这些方法使得痛苦持续、让情况更糟。

## 过去的回响

几年前，贾尼被工作中巨大的负荷彻底压垮了。她开始变得情绪低落、并不断地尝试"振作自己"，直到最后不得不去找医生。医生为她开了抗抑郁药物，她的情况才好转一些。

最后她辞掉了那份工作，但不知为何，她却一直为自己的屈从而自责。7年后的现在，当她为凌晨无法入睡而挣扎时，实际上她并没有真正觉醒。如果真正考虑未来，这种对过去的回忆其实让一切更糟。

回想过去某个情绪低落的时刻。在能够描述你当时感受的形容词旁边打"√"——哪怕只是有些微的感觉，也请打"√"。

| | | | |
|---|---|---|---|
| ☐ 灰心 | ☐ 压抑 | ☐ 沮丧 | ☐ 失败者 |
| ☐ 信心不足 | ☐ 低落 | ☐ 差劲 | ☐ 可悲 |
| ☐ 伤心 | ☐ 讨人厌 | ☐ 痛苦 | ☐ 没用 |

实际上这个表格里只有两类词语。一类是描述心境或情绪感受的（灰心、压抑、沮丧、低落、伤心、痛苦）；另一类则是在形容自己是个什么样的人（失败者、差劲、信心不足、可悲、讨人厌、没用）。

用这些词语表进行研究，可以揭示出一些非常重要的事实。

如果你过去曾经有过严重的抑郁，那么当你现在开始出现心

> 如果你过去曾经患有抑郁，那么忧郁的心境很容易就能触发你自我批判式的思维，或自己是个失败者的想法。

境低落时——无论原因是什么——比起那些从未罹患过抑郁的人，你更有可能对自己产生糟糕的感觉（所以会勾选"失败者"等词语）。

这是因为，只要我们心境低落，极端消极的思维模式就会占据我们的心智和头脑——例如我们毫无价值、我们会让他人感到压抑、生活中充满无法克服的困难、未来毫无希望，等等。

比尔："基本上，我觉得自己不够好——迟早人们会发现这一点的。"

这些思维模式与压抑、痛苦情绪之间建立了联结。

结果呢？当下刚刚产生忧伤情绪，旧有的消极思维模式就接踵而来。

可悲的是，正是这种情绪感受和思维模式，让人们更加郁闷。

于是循环开始持续：如果你曾深陷抑郁，那么你就更容易再次坠入抑郁之中。

安娜："一切又卷土重来了，我觉得好像看不到未来；过去的方法都不奏效，将来我也不会有什么变化了。我再也无法忍受了。"

抑郁不仅容易被思维模式唤醒，它还经常会被重大丧失、拒绝、挫折等体验触发。

当你再次感到伤心或抑郁时，所有这些丧失与拒绝的相关记忆——以及这些痛苦事件带来的沉重感——都会像浪潮一样将你掀翻。于是，这些想法和回忆会令你更加难过，像旋涡一样让你加速跌入更糟的心境。

对贾尼来说，她无法入睡的沮丧、以及无法应对工作的恐惧，引发了一些使得自己感觉更糟的回忆。

情绪和感受会触发那些"对应"的思维模式、记忆、注意力，然后让情绪和感受更加强烈和持久。

就像贾尼的抑郁一样，其他的情绪也会微妙地（或者显著地）给我们的生活染上颜色，给我们带来意料之外的结果。

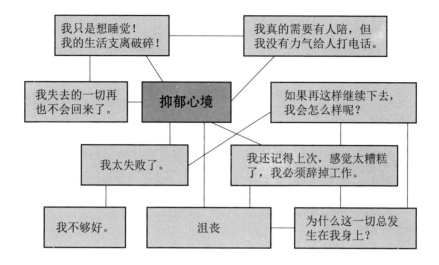

例如：

- 焦虑情绪往往会重新唤醒思维的忧虑模式——制造更多的焦虑、担忧和恐惧。

**奥尔加**："如果鲍勃再生病怎么办？我能应付吗？我不想一个人面对这一切。"

- 恼怒和沮丧的情绪会让我们更容易责备和批评他人，从而又加重我们的愤怒和沮丧感。

**斯科特**："吉奥没有权利这样做。如果他再这样做一次，那就没有商量的余地了。我是这个项目的负责人，而不是他。"

- 当我们被过度的需求压迫时，这种压力感会再度唤醒过去那种被淹没的恐惧，使我们陷入更深的繁忙和紧张中。

**珀尔**："任何人都做不好这些事情，我责无旁贷。这个最后期限真的非常重要。"

好消息是，借助适宜的理念和技能，我们就可以打破这些情绪——思维的恶性循环。

我们一再地见证，人们能学会识别这些思维模式的本质——仅仅是思维模式而已——然后通过调整注意力，优雅地摆脱它们的控制。

问题是，我们大多数人没有适宜的理念和技能，虽然这不是我们的错。实际上，你会发现最具善意的努力常常会适得其反。

我们来看看为何会如此。

## 为何想要摆脱烦恼却越陷越深

如果你曾经有过从低落心境坠入深度抑郁的经历，那你一定明白那有多可怕。因此，急切地想要摆脱这种心绪、防止自己陷得更深，这是完全可以理解的。

卡门："如果不能迅速从当前状态中恢复过来，那我又会滑入抑郁边缘。我必须做些什么。"

托尼："年轻时我也有过规划。它们都去哪里了？为什么结局会是这样？我身上都发生了什么？我怎么了？"

同样的，如果持续地感到疲劳、无法享受生活，这会导致我们严重地怀疑个人价值，还有什么比改变这种状况更重要的呢？

如果仔细观察，我们就会发现这里发生了什么：

**心智通过思考这些问题的答案当作摆脱痛苦的出路。**

> 再次回想过去情绪开始低落的时刻。头脑中有没有产生过以下想法？
>
> "为什么别人看起来那么友好快乐，而我却那么痛苦？我这是怎么了？"
>
> "我到底做错了什么，才会有这些感受？"
>
> "如果这些感受持续下去，我会变成什么样？"

这类问题并没有清晰的答案。然而，我们却觉得很有必要反复在心中咀嚼这些问题——心理学家称这个过程为思维反刍。

心理学家 Susan Nolen-Hoeksema 花了好几年来研究思维反刍及其影响。她的结论非常鲜明：

**思维反刍只会让我们感觉更糟。**

我们会因为无法找到答案而沮丧。

我们从过去经历中挖掘失败与挫折的记忆，试图理解我们做错了什么。但是这种关注自身弱点和缺陷的行为，却更深地拖累了我们。

我们不断地预想，如果事情没有改变，未来可能出现哪些问题，会担心未来几天、几周或几个月将要面对的状况。

我们甚至开始思考这样的人生是否有其价值。

我们不断地思考这些问题的出路，从而试图摆脱痛苦，而这种努力本身恰恰加深和延续了我们的忧郁心境。这丝毫不能将我们从坠落的轨道上拉回。这些心境还带回更多痛苦的回忆和想法，为我们增加了新的思维反刍内容。

如果你曾经罹患临床抑郁，

> 阿莎："所有的思考都让我无所适从。"

> 菲尔："事情经常如此。我知道自己因为太过消极而失去了很多朋友。是什么导致我如此？我记得那些时刻……"

> 戴安娜："我生命中的很多事情都永远地被破坏了。"

思维反刍会制造出心境的片段，将你再次推向抑郁。

持续与反复的抑郁、不快乐和耗竭感的问题并不在于最初的"情绪低落"，其后发生的才是关键。

核心问题是我们的心智如何对消沉、惧怕、愤怒或厌烦等情绪做出反应。

## 我们为何会陷入一场无法胜利的战争？

思维反刍给我们带来了巨大的困难。它会将一些简单的体验加以转化，将稍纵即逝的悲伤情绪体验转化为严重的抑郁；将转瞬即逝的激怒感转化为持久的愤怒和怒气；将短暂的担心转化为深度焦虑。

那么，我们为什么会这样做？这些做法不仅不会将我们从破坏性情绪中解救出来，实际上会使事情变得更糟，那我们为何还要思维反刍、穷思竭虑和担忧？

为了回答这些问题，以及帮助我们理解如何才能进行不同的反应，我们来简短回顾一下普遍的心智工作模式。

### 心智的行动模式

为了解决某个问题或者完成某事，心智通常会按照特定的可预期的模式运作。

举例来说，某天你需要绕道去朋友家送一个包裹，而不是像通常那样开车回家，可你发现自己开到朋友家的岔路口时竟然错过了。

过了几分钟，你发现包裹还在车上，才意识到自己已经无意错过了。你会回头思考过去的事情："哦，我刚刚应该掉头的。"你也会思考接下来的事情："接下来我该怎么做？"

你的心智理清头绪后发现最简单的办法就是，现在就掉头，重新集中注意力：（1）在路口转到朋友家；（2）不要像刚才那样再次错过。

你按照心智的计划，右转后将包裹送给了朋友——任务完成了！

你的心智经由精心排练的、熟练的心理程序，将包裹送达目的地。

这套程序帮助我们完成一些事情——达到目标、解决问题、将事物改变成我们希望的样子。

我们将这称为**心智的"行动"模式**。你会发现该模式有以下特点。

为了有效工作，行动模式必须将三个方面的概念保持于心智中，并进行比较：

1. 你当前所在之处（**现在的状态**）。

2. 你期望的目标（目的地，**目标**或**期望的结果**）。

3. 你不希望看到的结果（你不希望的目的地，**希望避免的结果**）。

通过在心智中持有并比较这三个概念，你可以看到当前事物状态与希望达成的目标状态的匹配程度，以及当前事物状态与希望避免的结果之间的差异。

只要知晓这几个状态间的差异是在增大还是在缩小，行动模式就能保证将心智和身体运行在正确的航向上，达到最后的期望目标/或回避不希望的结果。

我们不一定要对上述过程有所意识。心智的很多过程都是在意识的后台自动完成的。

通过使用类似的"行动"策略，人类心智得以达成一些重大目标——发展出计算机技术来建造城市，或者将人类送往月球。

---

### 行动模式的七个核心特征

1. 通常是自动运作的。

2. 在心智运作时，需要使用思维和概念。

3. 通常沉浸在过去或者未来，从而帮助我们达成目标。

4. 心智中会出现你想回避的事物——你不希望达成的目标。

5. 它关注事物的差异性，需要聚焦于当前状态与目标状态的差异。

6. 将思维/概念视为真实（怀疑目标对实现目标是没有用的）。

7. 即使放手不管，它会继续锁定目标，直到任务完成为止，或者直到自己由于太过疲劳和乏力而停止。行动模式的需求可能是非常严苛和无情的。

---

## 如果行动模式如此有效，那么是哪里出错了？

如果我们希望的目标是改变周围的世界——例如建造一座房子——那么心智的行动模式是非常有效的。

很自然的，当我们需要达成一些内在的、个人世界的目标——例如感到幸福，不再焦虑，成为一个天真率直的人，或者不再抑郁——我们的心智会试图使用相同的基础策略。

**正是这里出现了严重的错误。**

外在世界与内在世界的策略间有着巨大的差异。为了解决问题，心智必须在头脑中持有当前状态、目标状态、回避状态等概念。为了有效运作，这些概念必须在心智后台持续出现，直到问题解决后才会消失。

对于外部问题，例如开车去往某个目的地，在心智中持有这些概念并不影响实际路程的距离。

然而，当我们的目标是内在目标时——想要幸福，或不希望有某些特定的情绪，或者不希望成为某类人，情况会怎样？

记住行动模式是如何运作的。如果我们必须在心智中持有一些概念："我不开心"，"我希望能更开心些"，"我不希望这些糟糕的情绪感受再次出现"，现在会发生什么？

试着把以下句子念两三遍：

"我不开心。"

"我希望能更开心些。"

"我不希望这些糟糕的情绪感受再次出现。"

你的体验如何？你可能感觉更差了。大部分人都会有此感觉。

你当前的状态与期望的状态之间，差距实际上增大了。

不仅仅是心智中持有的那些概念引发了问题；比较本身更加重了问题。

有时候，心智看到了发生的一切，但只是任其自然，来消除不愉快的感受。

行动模式需要在心智中保持"我当前是怎样的人"与"我希望成为怎样的人"两种概念间的差距。这恰恰提醒了我们，还有很多是我们应该做、却仍然没有做到的，从而制造了更多的痛苦。

有时候，心智会被迫继续：如果我们已经知道很多时候悲伤会导致抑郁，那么对痛苦怀有恐惧是可以理解的——我们会认为有必要不惜一切代价来避免痛苦体验。

这样一来，我们相信，自己可以避免再次滑入情绪风暴的深处。心智就是不肯放手——它觉得我们需要不惜一切代价来赶走消极情绪。

这样，行动模式就变成了"被迫行动"模式：

*心智的被迫行动模式是指，我们感觉难以释怀，*

**总是试图去追求自己想要的、而回避我们不想要的。**

思维反刍和担忧是被迫行动模式的一种形式——心智加倍努力地使用行动模式来解决问题，可悲的是，这根本是南辕北辙。

思维反刍试图使用行动模式来"解决"悲伤和痛苦，因为当我们需要在外部世界中完成某事时，行动模式的确行之有效。

但是，当思维反刍和行动模式试图在那个我们称之为"我"的内部世界中，解决所发生的事情时，便会适得其反，带来更大的问题。

那么我们该怎么做呢？

要想善巧地给予回应，有以下两个步骤：

1. 要学会在每时每刻的体验中辨识出思维反刍和行动模式，看清它们的面目。

2. 培养出另外一种心智模式，让我们能更有技巧地应对悲伤、痛苦、其他不愉快的情绪，以及不喜欢的内在体验。

在第 3 章中，我们会介绍这种不同的心智模式，并阐述为何正念得以契合该心智模式，以及正念怎样在该心智模式中运作。

# 3

## 行动、存在、正念

行动模式只是心智诸多运作模式之一。

我们可以将这些不同的心智模式看作汽车的不同挡位，每个心智模式都有其特定的功能和目的。

就像汽车每次只能处于一个挡位一样，我们的心智在某一时刻也只能使用一种模式。

这一点非常重要——这意味着，如果我们要想从行动模式所制造的问题中摆脱出来，就必须切换到另一个不同的心智模式中——我们可以学习如何进行"心智换挡"。

### 设计一个不同的心智模式

书中第 2 章已经介绍了行动模式的 7 个特点。你可以在每个特征旁边的空格中，写下一些相反的特征词语。第一条已经写好了，可以作为例子参考。一个良好的替代模式会是什么样的？

| 行动模式的七个核心特征 | 可能的替代模式 |
|---|---|
| 1. 通常是自动化的 | 1. 谨慎的、有意识的 _____ |
| 2. 通过思维运作 | 2. _____ |
| 3. 关注过去和未来 | 3. _____ |
| 4. 试图回避不愉快的体验 | 4. _____ |
| 5. 需要事物是有所不同的 | 5. _____ |
| 6. 认为想法 / 观念是真实的 | 6. _____ |
| 7. 持续关注需要完成的事件，却忽视其不良的副作用，例如对自己或他人无情 | 7. _____ |

## 存在与行动

有个好消息要告诉大家！我们已经有了一个绝佳的、可以替代行动模式的心智模式。那就是存在模式。大多数人对这个模式都不是很熟悉，但是你可以通过所做的练习来体会，到底什么是存在模式。

接下来的几页内容中，我们会通过对比法来介绍存在模式，逐条地比较存在模式与行动模式的特征。

MBCT 课程的一个核心目标是学习在自己的生活里认出这两种心智模式，从而知晓在何时从行动模式切换到存在模式。

第一步，我们邀请你逐条对这些特征进行评估，在你的日常生活经验中，你是如何在行动模式和存在模式之间进行平衡的。请按照自己的评估，在每一对词语中圈出你认为合适的那个。

## 按"自动导航"模式生活 vs 有意识、有选择地生活

在**行动模式**中，我们大多数时间都处于自动导航模式：我们在开车、走路、吃饭甚至说话时，都没有清晰地意识到自己在做什么。只要我们当前所在之处与我们期望的目标两者间不匹配，行动模式便自动开启。行动模式严格聚焦于我们的目标，在生活前进之时，我们很少停下来观察周围发生了什么。最后，我们会发现自己错失了生命中的很多内容，那些原本可以更闲适的生活状态、以及真正发现事物本质的时刻，被我们一推再推。

在**存在模式**中，我们是有意识而非自动化的。这意味着，我们可以选择下一步做什么，而不是按照旧有的、固定的习惯运作。这种模式让我们如同初见般看待事物。我们"重新置身于"当前时刻，对我们的生活保持全然觉知。存在模式可以为我们的知觉带来全新的体验。我们会重新充满活力、充满觉知。

针对上面的特征，下面的哪些条目能够准确描述你日常生活中的行动模式——存在模式间的平衡状态？（圈出相应条目）

**偏行动模式**　　　　**两者比较平均**　　　　**偏存在模式**

## 通过思维加工经验 vs 直接感知经验

**行动模式**靠**概念**运作——目标本身就是概念。该模式中，我们会对我们身处的世界进行思考、对我们是怎么样的人进行思考、对我们的情绪、感觉以及拥有的思想进行思考——大多数时间里，我们的心智中都充斥着思考、思考、思考。当我们思考生活时，我们会认为这就是"真实世界"，我们从真实的世界中后退——我们通过思想的面纱筛选出生活的色彩、活力和能量，间接地与生活发生联系。

在**存在模式**中，我们直接与生活相连——我们感知它、体验它，我们通过密切的联系亲密地了解它。我们通过生命体验来品味它丰富和多变的滋味。

针对这个特征，评估自己生活中的行动与存在模式的平衡状态（圈出相应条目）：

**偏行动模式**　　　　**两者比较平均**　　　　**偏存在模式**

## 沉浸于过去和未来 vs 全然处于当下时刻

在**行动模式**中，我们在心智中进行时光旅行。我们的心智会驶向未来——奔向头脑中我们期望的样子——或者回溯到过去那些类似情境的记忆中，看看它们可以提供怎样的指导。在心智时光旅行中，我们仿佛真的置身于未来或者回到了过去。这种模式将我们与当下生活的全然体验割裂开来。我们可以轻松地反刍过去，重新体验过去的丧失和失败所带来的痛苦。我们也很容易去担忧未来，我们会体验那些从未发生的威胁和危险所带来的恐惧和焦虑。

在**存在模式**中，心智在当时、当下聚集，在当前时刻，全然地临在和参与到宇宙所提供的事物中。我们仍然可以思考未来或回忆过去——然而，至关重要的是，我们只是将它们作为当下经历的一个部分来体验。我们检视它们，却不会被卷入这些头脑所创造的过去或未来世界中。

针对这个特征，评估自己生活中的行动与存在模式的平衡状态（圈出相应条目）：

**偏行动模式**　　　　**两者比较平均**　　　　**偏存在模式**

## 回避、逃离或去除痛苦体验 vs 有意愿地接近痛苦

**行动模式**对痛苦体验最直接、自动的反应就是设定一个目标——回避这种体验、将它推开、希望去除它或消灭它。这种反应称为**规避**。规避反应是使我们陷入不愉快情绪的各种思维模式的根本。

**存在模式**的基本反应是怀着意愿和尊重接近所有的体验，即使是痛苦的体验。

存在模式并没有设定事物应该或不应该如何的目标。相反，对所有经历保持自然的兴趣和好奇——无论它是开心的、痛苦的，还是其他。

针对这个特征，评估自己生活中的行动与存在模式的平衡状态（圈出相应条目）：

**偏行动模式**　　　　**两者比较平均**　　　　**偏存在模式**

## 需要事物是有所不同的 vs 允许事物如其所是

**行动模式**致力于**改变**——将事物变成我们认为应该的样子，而非我们认为不应该的样子。行动模式总是关注差距，即当前的现状与应该成为的样子之间的差距，我们会有种潜在的感觉，总认为我们自己或我们的体验存在不足——我们自己或我们的体验还"不够好"。这种不满意的感觉很容易转化为自我批评和自我评判。我们对自己和我们的体验，基本上是缺乏善意的。

**存在模式**对待我们自己以及我们经验的潜在态度是"允许"。该模式并未要求经验必须符合我们观念中应该的样子——存在模式允许所有的体验如其所是。我们可以对这些体验感到满意，即便这些体验是痛苦的；我们也可以对自己感到满意，即便在行动模式看来，我们并未成为应该的样子。这种激进的接纳观体现了一种基本的态度：无条件的善意和友好。

针对这个特征，评估自己生活中的行动与存在模式的平衡状态（圈出相应条目）：

**偏行动模式**　　　　**两者比较平均**　　　　**偏存在模式**

## 认为想法是真实、实际的 vs 将想法看作心理事件

**行动模式**将想法和观念等同于事情本身。但是，思想中的菜肴并不是真实的饭菜——想法只是心理事件而已——与我们所经历的现实有着非常显著的差异。如果我们忘记这个差异，将思想观念看作现实，那么当我们出现"我是个失败者"的想法时，我们就会觉得自己真的经历了失败。

在**存在模式**中，我们将想法看作生活的一部分——就如同我们会有感觉、声音、情绪和视觉体验一样。我们要培养将想法只是当作想法的能力——将它看成出入于心智的心理事件。通过这种转变，我们就剥夺了想法扰动我们、控制我们行为的力量。当我们能够看清想法的本来面目——仅仅是想法，是经过心智的心理事件而已——我们就可以体验到自由轻松的美妙感觉。

针对这个特征，评估自己生活中的行动与存在模式的平衡状态（圈出相应条目）：

**偏行动模式**　　　　**两者比较平均**　　　　**偏存在模式**

## 注重达成目标 vs 了解更广阔的需求

| | |
|---|---|
| 在**行动模式**中，我们的视野变得狭隘，坚持不懈地专注于所期望达成的目标和计划，从而排除了其他一切，包括我们自己的健康和福祉。我们会放弃一些原本可以滋养我们的活动，去投身于所谓的更重要的事情。我们的内在资源逐渐耗竭，让我们感到疲惫、萎靡、精疲力尽。 | 在**存在模式**中，我们保持了对更广阔图景的敏感。既然我们清楚地意识到，狭隘地专注于目标达成会付出代价，那么我们就应该用另外一些东西来平衡自己：怀着仁慈同情的心去关心我们自己和他人的福祉。我们看中的是当下时刻的质量，而不是仅仅专注于遥远的想象中的目标。 |

针对这个特征，评估自己生活中的行动与存在模式的平衡状态（圈出相应条目）：

**偏行动模式**　　　　**两者比较平均**　　　　**偏存在模式**

根据自己的观察，你生活中"行动"与"存在"的总体平衡状况如何？

很可能像大多数人一样，你会发现行动模式占据了大部分的时间。问题是，一旦处于行动模式，心智就会很容易滑入被迫行动模式：从一个任务奔向另一个任务，却没有真正了解自己在做什么；经常苛刻地评价自己，隐约地感觉生活必须比现在拥有更多。相反，"存在模式"就像世外桃源，一个你鲜为到达或鲜为人知的地方。

不管行动模式是如何控制你的生活，令人欣慰的是，只要辨识到这一事实，你就向不同的生活方式迈开了第一步。

为什么？

因为只要能洞察行动模式在日常生活中的各种伪装，我们就能从每个特点中，看到存在模式如何将我们从不断反刍的思虑心智中解脱出来：

- 存在模式让我们从头脑中跳脱出来，沉浸于此时此刻的实际的体验中——而非无尽的思考中。

- 存在模式接纳我们自己以及我们的体验——而非关注于我们的不足和需要改变的。

- 存在模式认为想法未必反映现实，它只不过是心智中的事件而已——如此一来，想法就丧失了将情绪引向低潮的力量。

- 存在模式允许我们在当下的时刻全然地与我们的体验共处。令人欣喜的是，这种简单的转变可以为我们打开一扇门，通往一个崭新的人生。

那么，正念是如何契合存在模式的呢？

## 正念

什么是正念？

正念是用特定的方式去投入注意力而产生的觉察：有意识的、在当下时刻、接受事物的本然而不加任何评判。正念可以让我们清楚地看到生命中所发生的一切。

我可以在哪些方面使用正念？

我们可以在自身体验的各个方面使用正念——身体感觉、情绪、思维、视觉、嗅觉、听觉、触觉和味觉。

世界各地的研究表明，日常的正念练习可以使我们全然地存在于生活中，提高生活质量，增进人际关系。

正念可以让我们全然地存在，因此能够帮助我们辨识和摒弃那些对日常事件的习惯性和自动化情绪反应。正念为我们提供了一个有科学实证基础的方法，来培养我们的清晰性、洞见和理解。

正念并不会消除生活中的痛苦和压力，但它可以帮助我们使用一种对自己和情境更加宽容、慈悲的方式来对此加以回应。

> 宽容和慈悲在此有什么作用？

> 一个经验丰富的老师如此回答：
> "正念的本质并非中立或空白的存在状态。真正的正念包含温暖、慈悲和趣味。"
> 宽容、温暖和慈悲，是正念的基本特征，也正因如此，正念才能转化生命中的情绪痛苦和其他苦难。

真正的正念强调温暖和慈悲，它通过接近、接纳、照顾自己和他人的方式来进行，这正是存在模式的特征。

培养这些良好的意愿品质，可以对话那些不良意愿的品质——正是它们让我们陷入情绪困境。

正念和心智的存在模式之间还有很多惊人的相似之处。事实证明：

正念练习就是对心智存在模式的培育。

## 正念练习

正念将心智从被迫行动模式泛滥的牢笼中解救出来。

正念的培养，就是要温和地学习在当下时刻、不带评判地、有意识地觉察事物的本然面貌。这种练习，是 MBCT 的核心。

为期 8 周的 MBCT 课程内容，旨在帮助你更能觉察被迫行动模式的七个特征，以及培养宝贵的、人人具备的正念潜能：

- 我们学习如何从自动导航模式中清醒过来，从而不再在生命的时光中梦游。

- 我们学习如何直接走近我们的体验——而不是仅仅透过狭隘地关注于目标达成的思想去看待生命。

- 我们经由安住于此时此地的模式体验生命，而不是迷失在心智的时光旅行中。

- 我们亲身体验到，正念生活让我们更加清晰地看到容易引发情绪混乱的被动反应的细节。正念意味着我们可以更加有意识地选择——我们可以从被动反应调整为主动回应。

- 我们看到存在模式的基本立场，就是对自己和自身体验的温暖宽容和慈悲。

- 我们学习用想法的本然面目看待它们——心智中的事件——而不是"我"或者"现实"。

- 我们要培育滋养自己的能力，而不是不顾一切追逐目标，耗竭自己。

通过所有这些方面，正念练习培育出一种强有力的和有吸引力的不同于被迫反应模式的替代模式。

正念结束了思维反刍，让负面情绪以自己的节奏自行消退，而不是把我们困在其中。

正念还带来了新的认知方

> 正念意味着我们可以每时每刻地知晓自己的心智模式，意味着当我们落入被迫行动模式的掌控时，我们是能有所觉察的。
>
> 在那一刻，正念自己就会开启存在模式的大门，带领我们通往生命的疗愈与肯定。

式——直接的、体验的、直觉的认知：将我们正经历的一切认知为我们的体验。

想要超越那种习惯性、自动化的思维、情绪和行为模式，这种新的认知方式是极其重要的。正是那些模式将我们拖入思维反刍的陷阱，并限制了我们充分体验生命的广阔潜能。

正念觉察给予我们一种自由，可以有意识地选择和塑造回应生命的方式。

**正念觉察是 MBCT 课程的核心。**

第 2 章和第 3 章的内容为我们提供了一些方法，理解为何我们会陷入不快乐的心境，以及为何正念训练可以将我们从中解脱。

下一章中，我们将从理论转向实践，看看如何做好开启训练的准备。

在详述之前，我们先列出涉及的主要观点：

- 情绪本身不是问题；问题是我们对这些情绪感受的反应。
- 我们习以为常的、试图摆脱不愉快情绪的自动化反应，往往会令我们身陷囹圄。思维反刍会将一过性的悲伤转化成持续的抑郁，将转瞬即逝的担忧转化为持久的焦虑。
- 思维反刍是心智的被迫行动模式的产物，它极力地（也是无效的）摆脱我们不喜欢的那些情绪。
- 我们可以将被迫行动模式看作一系列操纵心智的"心智挡位"之一。通过学习如何进行"心智换挡"，我们就可以将自己从思维反刍、思虑和深陷痛苦情绪的境地中解放出来。
- 存在模式是另外一种心智挡位，它可以有效地解除被迫——行动模式，但大多数人没有学过如何来培养这种模式。心智存在模式的培养会帮助我们开启一个全新的人生。
- 正念练习会教导我们如何辨识出自己的心智挡位，以及教会我们如何从心智的被迫行动模式"换挡"进入存在模式。
- 正念训练是 MBCT 的核心。

- MBCT 是一种经过临床验证的干预方法。它可以提高我们去过丰富的人生的能力。
- MBCT 通过教会我们如何更加正念、宽容和慈悲来发挥作用。

现在我们花几分钟来反思一下 MBCT 如何使我们受益：

MBCT 可能在哪些方面帮助自己，让生命向心灵深处的渴望、更广大的幸福展开呢？

现在，你可能对 MBCT 还抱有一些悬而未决的疑问。没关系，即便如此，你能否找出一个愿意进一步探索 MBCT 的理由？

不要有任何顾虑，将你的想法写在这里（你会发现，稍后再结合更多的体验来回顾这段，会很有趣）：

我希望进一步学习 MBCT 的理由是：

_____

_____

_____

_____

_____

_____

### MBCT 简史

20 世纪 70 年代后期，随着卡巴金（Jon Kabat-Zinn）博士正念减压法（Mindfulness-Based Stress Reduction, 简称为 MBSR）的出现，现代的以正念为基础的方法开始在美国进入医疗保健领域。卡巴金的先驱性研究发现，MBSR 在治疗慢性疼痛和压力方面有显著疗效。

在 20 世纪 90 年代早期，心理学家 John Teasdale、Mark Williams 和 Zindel Segal 认为，正念训练可以有效地防止抑郁症复发。在这些想法的基础上，他们创立了为期 8 周的 MBCT 课程，开始研究它的效用。在过去的 20 年间，他们与其他研究者持续地对该项目进行研究。至今，正念疗法已经成为有循证基础的、主流的心理学干预方法。

为了评估 MBCT 在抑郁症中的效用，他们在全世界各地进行了六个实验。结果是令人震惊的。对于有过三次或三次以上抑郁发作史的病人而言，与其他常规疗法相比，MBCT 可以减少他们在 12 个月内 40% ~ 50% 的复发率，在防治初次抑郁症发作方面，MBCT 的有效性也与抗抑郁药的效用相当。英国政府的国家健康与临床优化机构（National Institute for Health and Clinical Excellence，简称为 NICE）已经将 MBCT 作为经济高效的防止抑郁症复发的治疗方法进行了推广。

现在我们清楚了，MBCT 的发展不仅是抑郁症复发的循证治疗方面的重大进展，同时也是心理健康领域的里程碑，具有潜在的巨大全球性意义。MBCT 是一个经济高效的、不依赖药物来降低抑郁症风险的方法。它通过人人都可以使用的练习，将控制权重新交给患者，无论身在何处，人们都可以一天天地进行练习。

研究表明，MBCT 不仅可以防止严重抑郁症的复发；还可以帮助人们建立一种从更广泛的情绪问题中恢复的能力：从健康焦虑、社交恐惧、惊恐、广场恐惧症到双相情感障碍以及慢性抑郁症。也有证据表明，MBCT 可以帮助人们应对身体疾病带来的心理挑战，例如癌症。

也有研究开始揭示 MBCT 疗效的作用机制。正如 MBCT 的基础理论所预测的那样，MBCT 参与者在正念方面的提升，正是其效果得以显现的重要原因。证据还揭示了另一个同样重要的因素，就是人们在自我同理心方面的改变——即参与者学会用温柔友好的态度对待自己——变得更加宽容和慈悲，不对自己那么苛刻、挑剔和妄加判断。

最近的研究中最让人兴奋的结果是，正念基础的治疗可以让我们的大脑产生持久的、有益的变化。正念可以增强大脑中调节情绪反应的部位，降低杏仁核的大小和冲击力——它是指导我们斗争、逃跑或僵固的系统；正念可以增强大脑中与慈悲有关的通路，令我们对自己和他人充满慈悲；正念可以改变以往的大脑环路，即每当悲伤情绪出现时，我们通常会生成的那些习惯性、无益的思考。

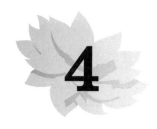

# 4

# 做好准备

我们已经知晓了自己是如何陷入抑郁及其他情绪困境中的。

我们也明白了正念练习是如何为我们提供一种方式，来学习脱离困境的。

我们已经准备好开始第一周的 MBCT 课程了。

首先，如果你已经决定开启这段旅程，那我们来看一些实践性的问题：

> 我是否需要参加一个课程来进行本书的项目训练？

> 如果条件允许，很多人都发现参加专门的课程是非常有益的。也就是说，你可以与那些同样希望开启这场自我发现之旅的同伴们一起，在他们的友谊和善意的支持下完成本次课程。在专门的课程团体中，你可以从他人的经验中有所获益，每个团体成员都会帮助队友信守承诺、维持动机。但如果你周围没有这样的课程，或者一时无法参与这样的课程，那么你自己在本书及 CD 或下载音频的指导下，一周周地进行练习，也是完全可以的。

我可以在我的治疗师的带领下进行该课程吗？

可以。一个经验丰富的治疗师或者咨询师，如果拥有MBCT方面的专业知识，可以为你提供极佳的支持和指导，因此你可以将本课程作为个人治疗或咨询的一部分来进行。

如果我没有进行心理治疗呢？

这也没问题。你可以在本书的帮助下，自己指导自己开展本课程练习，或者你可以请一个值得信任的朋友或家人作为你的MBCT伙伴，一起进行该课程练习。每周与伙伴的碰面有着非常积极的作用。两个人共同练习是一种非常珍贵的方式，可以相互分享经验、彼此鼓舞、给对方力量。你的伙伴不必像你一样非要体验同样的情绪困境——有研究已经证明MBCT适用于多种人群，无论他们有没有情绪困扰。

我怎么知道哪一种方式更能令我受益？是参加专门课程？还是请一个私人治疗师？抑或是要一个伙伴，还是我自己一个人练习？

最有效的方法是问问自己，通常哪种方式对你而言是最好的一种？

- 通常情况下，你是在个人专注投入的时候学习效果最好吗？
- 你是在有他人做伴的情况下情绪积极、学习效果最好（因为"我们一起在这里学习"的缘故）吗？
- 你是在独自学习、但有一个人作为参谋和朋友的情况下学习效果最好吗？

放松自己，花点时间回想一下过去，哪种方式对你而言是最有效的？然后决定按照这种方式进行。你也可以现在用一种方式，之后再换另一种方式。

无论你选择哪种方式，你都可以考虑让朋友或家人知道，无论如何，你都要完成该课程，这是个非常好的做法。将你的承诺告诉信任的人，这种方法可以在你最需要的时候，为你带来意想不到的支持。

> **娜丁**："我在邻镇参加了一个 MBCT 课程班，起初工作单位里无人知晓——即使我最好的朋友也不知道。我想我内心深处很害怕她对此会做何反应。然后，某天午饭时，她提起自己与妹妹因为家务事而进行了多次争吵，这让她非常沮丧。我大概告诉了她自己过去怎么样、现在正在经历什么，以及为此如何努力——正念……课程练习等所有一切。她的反应异乎寻常地好，我们都流下了眼泪。"

## 做好准备，以从课程中获得最大收益

人们在进行 8 周课程训练的过程中会遇到很多挑战，这是非常常见的。

大多数人发现最大的挑战就是时间投入。

无论你是参加课程训练班还是自己进行学习，MBCT 课程要求你 7 天中要有 6 天，每天进行一次时长 40 分钟的正念练习——同时每天还需要在其他时间段进行额外的简短练习。你每天总共需要规划出一个小时的时间来练习正念。

我们一次次地为参与者面对和应对挑战时所展现出来的勇气和决心所折服。而且，几乎无一例外，他们会告诉我们非常高兴自己一路坚持到底，学完了整个课程。

> **吉恩**："最开始时，要腾出时间来进行正念练习，的确是非常困难的。我不得不在这 8 周的早晨每天早起。（这很困难，不过最后我决定去掉晚间

的电视新闻节目，并且每天坚持早睡，这样就好很多。）不过最后，我真的非常高兴，自己能够给予该课程充分的时间。不光是我——班级里的每个人都一致认为，这是从课程中获得最大收益的唯一办法。"

安娜："我也是！要想让孩子们安静下来允许我练习，这真是太难了。我只有一份兼职工作，但是最初的几天真的很难。我试着早起，但我最小的孩子就像安装了雷达系统，很快就监测到我已经醒来，然后他也会醒来，从床上爬下来跑到我房间，让我陪他玩……因此最初的几天，我感觉自己像是在抢劫时间一样。之后大概过了 10 天，我发现仍然有可用的时间——工作间的午餐时间、孩子午睡时、傍晚一切都安静时——那时我可以练习所学到的东西。开始时我会因为错过最爱的肥皂剧而愤怒，但之后我想，'好吧——你还想不想继续进行课程练习？'然后它就变得不那么困难，更像是一片心灵的绿洲。"

就像吉恩和安娜，很多人都发现起初要找出课程所需的合适的时间是非常困难的，但是耐心和坚持最终会获胜。

这是安娜的建议：

安娜："要想找到合适的时间并非易事，所以不要自责。把尝试不同的事情作为自己的体验——如果不奏效，不过是多了一些信息而已，千万不要成为击垮自己的理由。而且，我也不是很有耐心的人，你也可以像我一样坚持到底的（我的高中老师一定会感到惊讶！），每个人都有机会做到这一点。所有的一切都是值得的，而且只有 8 周时间。"

你可以花点时间来思考，自己如何才能找到足够的时间来完成该课程所需的日常练习，这可能会很有益处。

下面给你一些建议——

**小贴士**：尽可能地，将为期8周的课程练习安排在生活中那些比较自由的时间内，例如休假时间、家庭会面时、长期的商务旅行时等。

**小贴士**：每天在同一时间、同一地点进行长时间的正念练习。

每天哪些时刻对你而言最为合适？

从_____ 到_____

让这段时间成为自己的专属时间。

**小贴士**：告诉需要知晓的人，你在这段时间内无法回复电话或者接待对方。

**小贴士**：必须要有意识地保护自己的练习时间。

**娜拉**："一开始，我觉得为自己腾出专门的时间真的很自私。肯尼不得不照顾孩子，他不在的时候我妈妈就要过来。但有时她也没法帮忙，我就不得不千方百计挤出时间。

"我们很多人都注意到一件事——一旦我们抽出时间进行练习，我们的伴侣和孩子就会发现我们的不同而且很喜欢这种变化。大概进行到第4周时肯尼对我说：'一些事情发生了改变——你对事物的忧虑减少了很多。'这真的很美妙。我永远不会忘记，几周后我完成该课程后他说的这段话：'我的妻子又重新回来了，太令人高兴了。'"

保护自己的练习时间。就像母狮会保护自己的幼儿一样，你一定要尽己所能地保护这些时间不受其他承诺需求的干扰。记住，这8周里的每一天都是你的专属时间——为了让自己成为自己而设定的时间。

如果你参加了训练班，那么就在自己的日记和日历上记下起始日期。如果你是独自一人参加训练，那么每周要有一天时间，找出较长的时间来阅读书中介绍下周内容的章节。

要坚定地开拓并保护这段学习课程所需的练习时间，这将会给你带来回报。

记住，但是……

**如果你现在非常抑郁或生活一团混乱（或者你正在经历人生的重大变化），那你最好等待一段时间，当自己感觉好转一些，或者生活稍为平静时，再开始这段课程。**

如果事情现在非常糟糕，你发现集中精力进行练习对你而言非常困难，那么挣扎于新的学习会令你十分沮丧。最明智的做法就是尽可能地允许自己等待一段时间，或者，如果你已经开始练习了，务必对自己温和一些。

# 具体实施

## 为练习找个合适的场所

最好是能够找到一个舒适的地方，能比较安静，在那里，你不会被其他人或电话铃声干扰。

这个场所是哪里？ _____

## 准备音频设备

在家练习通常需要跟随本书附带的音频进行。可以检查一下你的音频播放设备是否已经准备好了。

## 准备静坐设备

正念静坐是 MBCT 的核心练习。

你会在第 85 页看到，基本上有三个选择——椅子上，地板上稳固的坐垫上，或者冥想板凳。

坐在椅子上是可以的，但一些人认为使用专门的冥想垫或者板凳更舒服一些。如果你喜欢这些选项中的某个设备，那现在就可以开始着手购买了。

## 课程概览

如果你已经准备好开启这趟自我发现之旅，你会发现持有一幅旅行地图是非常有用的。参见下面的内容。

每一周，你都有机会参与不同形式的正念练习，我们分别按照被迫—行动模式的七个核心特点进行了设计，正是它们阻碍了我们拥有更大的平和与福祉。

---

**每周进程**

每周课程关注行动模式的不同方面，这样你可以学习辨识这种模式，然后摆脱它并转换为存在模式。

你将要探索的主题如下：

• 第一周——从"自动导航"模式转化为有意识选择和觉察的生活模式。

• 第二周——从经由思考来联结经验转化为直接感知经验。

• 第三周——从沉浸于过去和未来转化为全然地活在当下。

• 第四周——从力图回避、逃离或消除不愉快体验转化为有兴趣地接近。

• 第五周——从试图改变事物转化为允许事物如其所是。

• 第六周——从视想法为真实和实际，转化为将想法看作不一定反映现实的心理事件。

• 第七周——从苛刻地对待自己转化为怀着宽容与慈悲照顾自己。

• 第八周——规划一个充满正念的未来。

第 5 章到第 12 章将循序渐进地为大家提供详细的指导。

---

## 如何使用第 5 章到第 12 章的内容

每章内容都对应一周的训练，分为**介绍**部分和**日常练习**部分。

我们建议大家在使用每章内容时，要根据自己的课程实践的方式进行微小的调整。

**如果你正参与一个专门的训练课程：**

每周的团体学习结束后，我们建议你阅读指导部分，可以用来复习提醒自己所学的内容。

如果你已经在课堂上练习过指导部分所提及的练习，那么就没有必要在此再进行这个部分的练习了（如果你愿意，我们当然欢迎你再次进行练习）。

然后转入日常练习部分并遵从该部分的提示。

**如果你正在接受个体治疗或咨询：**

我们建议你遵从治疗师或咨询师的意见，结合本书进行练习。

**如果你自己学习本课程或者与 MBCT 伙伴一起进行练习：**

我们建议你阅读指导部分，并完成所有的操作和练习。然后翻到日常练习部分，按照所有的提示进行实践。

**如果你是团体 MBCT 课程的指导教师：**

本工作手册为你课程的参与者提供了完成 MBCT 课程所需的全部资料。

如果你认为每周收集总结报告对于参与者回家练习有好处的话，我们建议你使用《抑郁症的正念认知疗法，第二版》（*Mindfulness-Based Cognitive Therapy for Depression*, Segal, Williams, & Teasdale, 2013）一书中的家庭实践记录表。

**我们收到的一封邮件**

"我怀着万分感激的心情，向所有参与抑郁症正念治疗项目的人员表示感谢。

"大约在 4 年前，我身处人生的最低谷，并且开始寻求帮助。我的咨询师向我推荐了正念疗法，因为很明显，我人生中大多数时间都受到焦虑和抑郁等问题的困扰。我阅读了书籍、收听了所有 CD，并且按照书中要求进行练习，我发现自己在短期内的幸福感得到了迅速改善。我坚持不懈地练习，终于在一年后有了更深的体会，我会在每一天里都有意识地觉察想法的'河流'，我能看到想法来去而不陷入其中。

"正念疗法确实完完全全地改变了我的生活。我感觉到，我现在对自己有了更多的理解，我真正地重新获得了希望，并且这种希望是可持续的。

"我将自己的想法和经历分享给了几个朋友，他们也都从中受益。

"我知道，这些话听起来像陈词滥调，但我的确感觉到，自己从自己内心的监狱中解脱出来了。我的潜能在 50 岁时开始释放——只要开始就不算晚！

"感谢你们，虽然素不相识，但你们却拯救了我的生命。这个说法毫不夸张。

"我不知道这封信是否会被送至哪里，或者成为学员感言，我只想对你们说声谢谢。"

迈克

第二部分

# 正念认知疗法（MBCT）教程

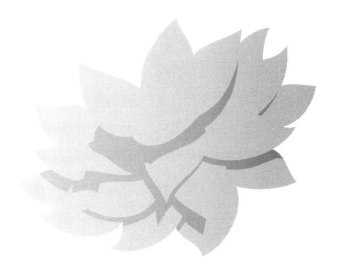

## 假如生命可以重来

我希望下次可以尝试更多的错误。

我会更加放松，更加柔和。我会比这次的生命活得更加单纯。我不会再对很多事情那么较真。我会有更多的选择。我会去爬更多的山、游更多的河。我会吃更多的冰激凌，吃更少的豆类食物。我可能会惹更多的麻烦，却不会在想象中担忧。

你瞧，和许多人一样，我也理性而稳健地度过一生，一小时又一个小时、一天又一天。哦，我也曾享受过自己的时刻，但如果可以重新来过，我一定会更多地享受这样的时刻。其实，我希望尝试着不做他求，只是处在当下，一刻接着一刻，而不是急着在每天去度过未来的日子。我也曾像很多人一样，无论到哪里，都不忘记带上温度计、热水壶、雨衣和降落伞。假如生命可以重新来过，我会选择轻装出游。

如果生命可以重新来过，我会在早春时刻就开始赤足，并且一直这样直到深秋。我会更多地去舞蹈，去体验旋转木马，还会去拣拾更多的雏菊。

梅丁·斯泰尔

85 岁

于美国肯塔基州路易斯维尔

# 5

# 第一周　超越自动导航

## 介绍

如果生命可以重新来过……？抑郁和不快——还有随之而来的疲惫和压力——它们都有一个共同点：它们让我们的生活黯然失色、毫无生机。

正念可以帮助我们重塑生命。

我们如何开始？

比较以下两种情境：

- **情境1**：你和一个小孩子一起散步——你的行走很缓慢，经常停下来，透过她/他的眼睛看到简单事物所蕴含的极致丰美。你如同初见般看待一切。

- **情境2**：你正在一条熟悉的道路上驾驶，然后突然发现，车子已经开出好几公里了，可自己完全没有意识到周围的事物，而是彻底地迷失在头脑中对其他事物的思索中。你正处于"自动导航"。

这两种情境反映了两种生活模式的差别：一种是在生活开展的同时真正地去经历它，另一种是我们也许习以为常的在生活中奔忙——而不是去观看、品尝、嗅闻或触碰——我们与世界失去联系了。

就像我们经常"自动导航式的驾驶"一样，如果你认真反思一下就会发现，我们实际上也经常处于"自动导航式的生活"状态。

问题是，当我们这样与世界失联时，我们的心智却没有空闲下来：它正按照惯常程序的指令而行动——利用这段空闲时间演练我们计划的事情，或者遐想我们可能做的事情。

在自动导航模式中，我们的心智被行动模式掌管，它在一个无需我们了解、赞同、谨慎选择的背景下自动运作。

一旦行动模式在我们的心智中变得无拘无束，我们就会很容易地落入行动模式的另一种形式，即被迫行动模式的掌心之中——思维反刍将我们拖入另一种抑郁的旋涡，我们担忧自己被焦虑捆绑，还会感觉到一些紧迫的需求，导致我们更具压力、更疲惫。自动导航的生活模式使我们深陷于这样或那样的负面心智状态中。

这种模式还将我们与生活中积极的方面阻隔开来，我们会忽视生活每个时刻所蕴含的丰富与完整性。当一切看起来那么灰暗贫乏时，生活根本没有任何乐趣可言。

那么我们该怎么办？

> 正念为我们提供了一种从自动导航模式中觉醒过来的方法。

让我们开启这场超越自动导航模式的旅程吧，我们要使用一种全新的方式来体验我们再熟悉不过的生活片段——吃。

## 使用正念法吃葡萄干

你要准备几颗葡萄干，来完成这次的正念体验。给自己找个舒

适的地方，光照要充足、不会被打扰。然后在音频 2（葡萄干练习）
中指导语的带领下，慢慢进入下面的练习，下面是练习的摘要。

### 从自动导航模式中醒来：正念地吃

别着急，你可以在每个指导语之间停留比较长的时间，整个过程
至少要持续 10 分钟。

- 当你准备好以后，请取出一颗葡萄干放在掌心……集中注意力去
观察手中的东西……用你的眼睛去探究这颗葡萄干，仿佛自己之前
从未见到过这个物件一样……用全然的注意力密切和仔细地观看。

- 观察光线是如何照射到葡萄干上的……观察它表面上的每一个阴
影、突起或褶皱……它灰暗的部分、鲜亮的部分……要用自己的
眼睛充分地探究它……也可以用自己的拇指和食指将它拿起，然
后转动着从各种不同的角度来观察它……

- 在进行这些练习的时候，如果脑子里突然冒出一些想法，诸如
"我到底在做什么奇怪的事情啊"或者"这样做有什么作用？"
等，只需要意识到这些只是头脑中的想法，然后尽你所能地将意
识重新带到观察葡萄干的体验上来。

- 现在，拿着这颗葡萄干，将全部的注意力集中于对它的触摸和感
受上……觉察它的黏性，或者光滑……如果你愿意，也可以用
拇指和食指轻轻地滚动它，觉察它的柔软、塌陷，或者它的紧
致、尖锐……无论发现了什么，只需对此刻的经验加以觉察。

- 准备好以后，将葡萄干凑近你的鼻子然后让它停留一会儿，吸口
气，去觉察自己的发现……觉察它可能散发的任何芳香或气味，
如果没有气味，也对此加以觉察……觉察到自己的经验随时间而
产生的变化。

- 现在缓缓地拿起葡萄干，并准备把它放入口中，当你的胳膊移动
时，留意到身体感觉的变化……觉察自己的手和胳膊是如何精准

地移到葡萄干所在之处，愿意的话，你也可以闭上眼睛来感受这一点。

- 将葡萄干放入口中，注意舌头如何与它接触……将葡萄干放到舌尖上，含入口中，但不要咀嚼……觉察口腔中的任何变化……去探究葡萄干在舌尖上的感官体验，将葡萄干在口中翻转……仔细研究它的表面——去感觉它的凸起和褶皱……也可以在口腔中移动它，把它放置到口腔侧面……或者移动到口腔的腭骨部分。

- 准备好以后，将葡萄干放在牙齿中间，然后咬下去……然后慢慢地开始咀嚼……觉察口中发生的一切……由于咀嚼所释放出的味觉感受……慢慢地体会……觉察口中的任何变化，以及葡萄干自身黏稠度所发生的变化……去感觉葡萄干表皮的韧性……以及果肉的柔软。

- 然后，在准备好吞咽时，看看自己能否在第一时间留意到自己想吞咽的意图，这样就保证了在实际行为与吞咽动作之前，我们就有意识地体验到了。

- 最后，随着自己的吞咽感知，感觉葡萄干是如何落入腹中，然后觉察吞咽完成后口腔中所留存的感觉。

如果之前闭着眼的话，现在可以睁开了，再次环顾周围。

你的体验如何？

你觉察到了怎样的感觉或情绪？

_____

_____

_____

_____

_____

_____

这次体验与你平常吃东西的体验有何不同？

_____

_____

_____

_____

_____

马特："我真的意识到自己在吃葡萄干。平时我都是抓起一把葡萄干塞到嘴里，可这次的整个体验都那么真实而鲜活。"

贾尼："我之前根本都没有真正地看过葡萄干，这次体验让我发现，它不再只是个干巴巴、皱兮兮的东西，而是像钻石一样，有很多个面。我不得不提醒自己，不要一下子咬上去，而是用自己的舌头去感受它，所以当我咀嚼它的时候，口腔内所感受到的味觉冲击就像一次探险。"

把温和的觉察带入经验，就改变了经验。我们的经验可能变得更加丰富、更加有趣，或者焕然一新。这表明，我们对生命中每一天所发生的一切，常常是多么地缺乏觉知。

在进行葡萄干练习时，你的心智都去了哪里？

_____

_____

_____

_____

_____

_____

_____

你是有意识地让心智游走到这些地方的吗？

如果不是，也没关系。发现心智经常游离是很常见的。萨拉几乎完全忘记了自己在做什么：

莎拉："我不知道吃葡萄干是怎样的体验。我只知道，看着它干瘪的表面，我想到了沙滩……然后我就想起当我是个孩子的时候，我和父母一起度假的日子……然后我又开始想念我的母亲……所以我觉得自己应该起身去给她打个电话。那个时候我才意识到，自己已经把葡萄干吞下去了，而我根本不记得是怎么吃下去的。"

心智有自己的议程。在自动导航模式下，心智旧有的习惯设定了这些议程，然后将我们带至一些我们可能根本没有选择去的地方。

葡萄干练习和从不愉快的情绪中解脱出来有什么关系？

这确实非常重要，事实上：

1. 它表明，只需改变我们的注意方式，我们的体验就会发生改变——我们会看到，这将使我们在对待消极情绪方面获得全新的选择。

2. 它表明，正念可以帮助我们觉察那些我们原本可能错失的事物——这意味着我们更有可能在落入抑郁、焦虑和精疲力尽之前，就辨识出早期的预警信号。

3. 它表明，在自动导航模式下，思维会将我们带到我们可能根本就不会选择的地方去——我们也可以选择将注意力有意识地带回来，重新聚焦于我们当下的感官经验中。

### 探索可能性

通过这个看似平淡的活动，你已经对什么是全新的意识有所体会，那么你就可以想见，自己平时是如何在自动导航模式下从事日常活动的：沐浴、刷牙、从这个房间走到那个房间。

我们稍后会建议你，在上述日常活动中选择一个来进行正念练习，并且将它记录下来，就像这次葡萄干练习一样。这就是本周的日常练习作业。

葡萄干练习为我们打开了一扇门，让我们得以使用正念去探索一个通常被忽视的经验领域——我们的身体。这一周的每日练习中的身体扫描练习就是以此领域为中心的。

## 日常练习

第一周，我们要完成下面所有的练习，这一周的 7 天中有 6 天需要进行练习：

1. 身体扫描

2. 将觉察带入日常活动

3. 正念饮食

### 身体扫描

#### 劫持注意力

葡萄干练习表明，要想在一段时间内专注于一件事情是非常困难的。注意力很容易就被其他事物所劫持，以致我们觉察不到心智自身的意愿。

如果能够聚精会神、毫无分

要想从生命中觉醒，我们需要练习三个基本技能：

● 注意力的指向

● 注意力的保持

● 注意力的转移

心地有意识关注一件事物，我们就拥有了从自动导航模式中清醒过来的力量。

然而最有可能的是，像大多数人一样，我们并没有接受过如何锻炼"注意力肌肉"的训练。

如果你愿意，现在就可以开始这样的训练。练习将包括在身体中移动注意力。你将学习如下内容：

- 将注意力**指向**你所希望的地方（投放）
- 根据意愿，将注意力**保持**一段时间（保持和探索）
- 根据意愿将注意力**转移**开（离开）

身体扫描让你有机会进行这样的训练，同时对真实的身体经验敞开。

在本周内每天，找一个没有任何干扰、可以舒适躺下的地方，时间为45分钟。根据本书所附音频3的指示（身体扫描）去做练习，要点如下。

### 身体扫描

- 让自己舒服地躺下来，背部平躺在地板的地毯或垫子上，也可以躺在床上，或者其他温暖、不受打扰的地方。眼睛轻柔地闭上。
- 花几分钟时间来感受一下自己的气息运动和身体感觉。准备好以后，开始关注自己的身体感觉，尤其与地板或床铺接触的身体部位的触觉和压力感。每次呼气时，允许自己放下，更深地陷入地毯或床铺中。
- 提醒自己练习的意图是什么。练习的目的不是去感受任何与当下不同的经验、放松或沉静；这些可能发生，也可能不会。相反，练习的目的是尽自己所能，按顺序在身体不同部位移动注意力时，对你体验到的身体感觉加以觉察。

● 现在，将注意力带到下腹部，去察觉呼气、吸气时腹部感觉的变化。花几分钟来感受一下自己吸气、呼气时的身体感觉。

● 在体会腹部的感觉之后，将注意力经过左腿，然后进入左脚，到达左脚趾。依次关注左脚的每个脚趾，带着轻柔的好奇来探究自己的感觉，也许会觉察到脚趾之间接触的感觉，或者是麻麻的感觉、温暖的感觉，也许并没有什么特别的感受。

● 当准备好以后，吸一口气，去感觉或者想象一下，气息从你的肺部进入，并经由腹部进入左腿、左脚，一直到达左脚趾。呼气时，则感觉或想象气息从原先的路线返回，从脚部开始，经过腿部、腹部、胸部后，从鼻腔呼出。试着用这样的方式持续进行几次呼吸，气息到达脚趾，然后从脚趾离开。也许体会到这个方法有点困难——带着些许游戏的心态，试着"呼吸"到身体部位即可。

● 现在，准备好以后，呼出一口气，放松自己的脚趾，将意识带到左脚底部的感觉上——把温和、探索性的觉察带到脚底、脚背、脚跟（比如去觉察一下脚跟与地毯或床面接触的感觉）。去实验有知觉的"呼吸"——觉察身体背部、前部的气息，并探索脚底的感觉。

● 现在把注意力扩展到脚部的其他区域——脚踝、脚背，以及骨头、关节等。然后，深吸一口气，并把气息导入左脚，呼气时则让气息完全地离开左脚，将注意力依次聚焦到左腿各个部位——小腿肚、胫骨、膝盖，等等。

● 继续将温柔而好奇的觉察聚焦于其他身体部位的感觉上——左腿上部、右脚脚趾、右脚、右腿、骨盆区域、背部、腹部、胸部、手指、手、胳膊、肩膀、脖颈、头部、面部。对于每个身体部位，带着清晰的觉察和轻柔的好奇，去感受该部位的感觉。对于每个主要的身体部位，在吸气时"吸入"这个部位而在呼气时离开。

● 当你在身体某一部位感受到紧张，或者有其他强烈的感觉，那么你可以"吸入"这些部位——在吸气时轻柔地将觉察带到这个感觉上，在呼气时尽量去体会放松、释放的感觉。

●几乎无可避免，我们的心智会不时地游离到呼吸和身体之外。这非常正常。心智就是这样运作的。如果你觉察到它的游离，轻柔地辨识它，觉察一下它到底去了哪里，然后再温和地把自己的注意力带回到希望关注的身体部位上。

●这样"扫描"完全部身体以后，花几分钟时间来体察一下整个身体的感觉，看看呼吸如何自由地出入我们的身体。

●如果你觉得自己有点昏昏欲睡，那么可以用枕头将头部垫起来、睁开眼睛练习，或者练习坐着进行身体扫描而不是躺着，这样会很有帮助。你可以自由地探索不同的练习方式。

每天都要在空白处写下笔记，记录自己在身体扫描过程中觉察到的经验。你都思考了什么？你关注到了哪些身体感觉？你体验到了哪些情绪和感受？

**第一天**

**想法**

_____

_____

**身体感觉**

_____

_____

**情绪感受**

_____

_____

我不停地胡思乱想：我的做法正确吗？我是不是足够努力？为什么还没有放松下来？为什么还没有什么特别的情况发生？

这些体验很常见。所有这些想法其实都是评判的不同形式而已——头脑的"驱动"行为模式试图掌控行为，试着轻柔地告诉自己这是"评价"，然后将注意力带回到指导语中当下所应聚焦的身体部位。

身体扫描的经验并没有一个"正确"的版本。我们体验到的就是我们的体验，不论这个体验是怎样的。

## 第二天

**想法**

_____

_____

**身体感觉**

_____

_____

**情绪感受**

_____

_____

睡着是很容易发生的事情。一开始时，你会发现自己睡着的时间比清醒的时间要多，即便如此，你也要每天都尝试着去努力，看看自己是否可以继续进行身体扫描。通常，练习时间久了以后，睡意就会减少。如果睡眠还是很多，那你可以在身体扫描时试着睁开眼睛，或者给脑袋下面垫上枕头，或者坐起来练习。如果你是在晚上练习，那么试着把时间提早一点。

这似乎对我没用。我只是睡着了。

**第三天**

**想法**

_____

_____

**身体感觉**

_____

_____

**情绪感受**

_____

_____

太奇妙了——我觉得如此放松！我身体的一些部位如同消失了一样。这种感觉太美好了，我仿佛没有了重量。

真不错！当这一切发生时，我们对自己可以拥有深层次的平和与宁静有信心。但是要小心，下次练习不要出现对这种感觉的期待或希望——它可能发生也可能不发生。尽管放松并非身体扫描的重点，但如果它出现了，好好享受它也无妨。

这也许令人惊讶：身体扫描的目标并非是放松，
或者任何其他特别的状态。你觉察到的身体感觉
是什么并不重要——重要的是，试着直接去感觉
你的身体，而不是陷入对身体的思考中。

## 第四天
想法

_____

_____

**身体感觉**

_____

_____

**情绪感受**

_____

_____

我无法保持专注。我不断地胡思乱想，"如何在这样的情况下练习呢？"——孩子们在四周乱跑、电话铃响着、还有人在敲门。我非常挫败以致无法从练习中有所收获。

当你感觉到挫败、焦虑或无聊时，试试看能否如实地去接纳这些情绪——它们只是心智的短暂状态——可以对自己说"这是沮丧"，"这是无聊"，等等——然后，不要试图去消除它们，只是回到练习中来，将注意力带回到指导语要求你去专注的身体部位上。

## 第五天

**想法**

_____

_____

**身体感受**

_____

_____

**情绪感受**

_____

_____

_____

我试着去放松，却不断地注意到身体的紧张和疼痛。如果我无法感到愉悦，我就没有在正确地进行练习，对吗？这确实很不舒服。

通过正念，我们可以觉察到身体所发生的一切。如果你感觉到不舒服，尽量不要去判断自己是否是在"正确"地练习，只是简单地将注意力集中于指导语要求的部位。然后，当指导语到达你感到不舒服的部位时，尽量温和地去觉察这种身体感觉。当指导语继续进行到下一部位，就放下刚才的部位，重新聚焦于新的身体部位……记住，你无须在当下感觉良好，这个练习就是为了滋养你的安定与清明——这些效果也会在其他时刻显现。

## 第六天

**想法**

_____

_____

**身体感受**

_____

_____

**情绪感受**

_____

_____

我发现自己泪流满面，我也不明白为什么。

当我们专注于身体的感觉时，有时也会再次与那些头脑习惯回避的情绪联结。尽管这可能令人吃惊，但是允许这些情绪在当下存在，会有深远的疗愈作用。在你能力范围内，看看是否可以继续按照指导语的要求，聚焦于体会此刻的身体感觉。这样，你就在强烈的情绪面前"稳住"了自己。

如果你发现自己反复地出现了一些由过去创伤经历所导致的强烈情绪，或者回忆起一些极端痛苦的事件，那么明智的做法是进一步寻求专业帮助——求助于 MBCT 导师（如果你有导师），或者经验丰富的咨询师或治疗师。

一周最后一天，你可能愿意在下面的练习反馈表中反思一下自己的体验。留意下列经验哪些在练习中曾经出现过，并写下你脑海中回忆起的具体例子。

**评判**

_____

_____

**困倦**

_____

_____

**平静 / 放松**

_____

_____

**身体不舒适**

_____

_____

**沮丧 / 无聊**

_____

_____

**情绪不安**

_____

_____

**其他（请注明）**

_____

_____

_____

_____

_____

### 回顾：
### 一个MBCT学员的身体扫描回顾

最初的10天，进行身体扫描是个负担。我不停地游离，接着又担心自己有没有正确地完成操作。比如，我会不停地幻想很多东西。我的心智到处乱跑。我想，我太过努力地阻止它了。

开始阶段存在的另一个疑问是老师说"按照事物的本然面貌去接纳它们"。我觉得这非常不合理。我心里想：我可做不到。

后来，我只是播放CD，然后预期自己会进入一堆杂念中。我并没有去担心自己的胡思乱想。渐渐地，40分钟过去了，而我并没有失控。从那以后，接下来的练习就越来越有效了。

10 天以后，我更加放松了。我再也不去担心，自己是否思考了其他的什么东西。当我停止这种担心时，各种杂念反而消失了。如果我确实出现了什么想法，我会在这个思考停止的时候重新回到 CD 的指示上来。慢慢地，思想的游离减少了。我很高兴聆听它，然后我会从它那里获得一些有价值的东西。

很快我就有了进步，我可以感觉到呼吸如何进入我的脚底。有时我也并未感觉到什么，但是我会想，如果没有什么感觉，那我就满足于这种没有感觉的现状。

你不需要每天做好几次。但你需要每天进行练习。你做得越多，它就越真实。我开始期待这个练习了。

如果人们每天可以安排出 45 分钟的时间进行练习，那么同样，在生活中安排其他的事情也会变得容易。这种练习实践本身就会为你提供动力。

## 将觉察带入日常生活

在每天的生活中进行正念练习，是 MBCT 课程的核心内容。本周有两种方法进行该练习。第一种是将正念意识带入到日常活动中。

> 在日常生活中练习正念是非常重要的，因为日常
> 生活恰恰是需要正念的地方。

**选择一个日常活动**　在你每天从事的活动中选择一个日常活动，然后决定在本周进行练习，你需要试着一刻接一刻地带入一种新鲜的、有意的、温和的觉察，就像你在葡萄干练习中所做的那样。最好在一周内选择同一个日常活动进行练习。

你可以选择自己先前想好的某个活动或者其他活动，比如：

| | |
|---|---|
| 清晨醒来 | 倒垃圾 |
| 擦拭身体 | 开车 |
| 穿衣服 | 出门 |
| 冲咖啡 | 进门 |
| 洗碗 | 上楼 |
| 往洗碗机里放盘子 | 下楼 |

我不清楚什么是有意的觉察。我应当如何去使用注意力？

弄清楚这个非常有用。让我们以淋浴为例吧。当水与皮肤接触时，你应当全心全意地专注于皮肤的感觉，水的温度，洗发水或沐浴露的香味，水流的声音，以及当你清洗身体时，由于胳膊的移动而产生的肌肉感觉变化。

另一个例子——如果你选择了清晨醒来的练习，那么在你下床前，看看自己能否感觉到身体与床铺和被子接触时的触感和压力感，温和地关注自己的五次吸气和呼气运动，开启意识去关注清晨的各种声音，去感觉面部的空气，觉察自己看到的周围的事物。

**看看能否温和地对自己的生命体验觉醒过来，对你所做的事有直接的知晓。**

**第一周的日常练习：**＿＿＿＿＿＿＿＿＿＿＿＿＿＿＿＿＿＿＿

为了记录这个练习，每天当你有意地去做这件事之后，就在当天的横线上打一个"√"：

第一天：＿＿＿＿ 第二天：＿＿＿＿ 第三天：＿＿＿＿

第四天：＿＿＿＿ 第五天：＿＿＿＿ 第六天：＿＿＿＿

正念本身并不难——真正的困难在于，我们每天都要**记住**去使用正念。你之所以会记住或忘记进行正念练习，其中有什么模式？

哪些时候，你会更容易记住：

_____

_____

哪些时候，你会很难记住：

_____

_____

在本周结束时：请思考，在自己选择的日常活动中，使用正念有意识地去做与普通的日常体验之间有什么区别：

_____

_____

_____

_____

_____

贾尼："一旦我在日常生活的普通时刻开始正念练习，我就发现自己开始觉察到各种微小的事物——飞过天空的小鸟，烹饪晚饭时的香味，踩上落叶时沙沙的声音。当我真正意识到这些事物时，我的忧虑都消失了。"

乔治娜："当我对早上醒来和起床的这个过程多一点关注时，我早晨起床时通常伴随的抑郁情绪就更容易消散。"

在日常活动中保持觉察，会让我们在处于行动模式或自动导航模式时，更容易辨识出来。

该练习也为我们提供了一种途径，可以立刻将心智模式进行切换，有意识地进入并保持在存在模式，而抑郁或其他情绪困扰很难在这种模式中存活。

## 正念饮食

本周在日常生活中引入正念的第二个练习，就是正念饮食。

本练习邀请你在饮食过程中觉察味觉、视觉、嗅觉或其他身体感觉——就像你在正念的葡萄干练习中所做的那样。

看看自己能否使用正念完成一顿用餐，或者一部分用餐——要投入与葡萄干练习相同的关注和注意力。

每次觉察到自己的正念饮食时，请画上"√"（如果每天的正念饮食次数大于一次，可以画上多个"√"）：

第一天：_____  第二天：_____  第三天：_____

第四天：_____  第五天：_____  第六天：_____

在一周结束时，请对自己饮食方面所感受到的变化进行总结反思。将自己的想法写下来：

_____

_____

_____

_____

_____

## 恭喜！

你已经完成了第一周的 MBCT 课程练习！

在现在这个阶段，将自己一周的笔记作为经验提示进行回顾，会非常有益并且有趣——你对每次练习的反馈和回应每一天都是不一样的。

你第二周的反应可能与第一周比较接近，也可能会有差异。想要揭晓答案，只有一种方式。你准备好了吗？

---

### 阅读它，做好准备

此时此刻，你希望将哪些记忆留存？
阳光如何在地板上蹒跚变幻光影？
空气中弥漫着的是哪种旧木头的香味？
从外面飘来的又是怎样轻柔的声音？

对世界而言，还有什么礼物，
比你的充满敬意的呼吸更为宝贵？
此刻你去往何处？你是否还在等待？
等待时间赠予你更美妙的想法？

当你转身，从当下开始，带着这全新的一瞥；
当你将白天所需的一切延续至夜晚。
当你将阅读或聆听时的那份空寂，保持在整个生命中——

还有什么比此刻更好的礼物？
当你转身，此时此刻从置身之处开始。

*威廉·斯塔福德*

---

# 6

## 第二周　另一种知晓的方式

### 介绍

瓦莱里娅："要想把注意力集中于身体扫描，真的好难！我躺好，下决心从现在开始，完全地跟着指导语进行练习。然而，刚开始一分钟，我就发现自己开始陷入对身体的思维中，为什么我会觉察到这么多从未觉察过的疼痛；想着这可能意味着什么。当我意识到自己的注意力又游离出身体时，我便开始责备自己：'这么简单的练习，为什么我都不能正确完成？别人都可以做到啊。我究竟是怎么了？'这和我努力学习西班牙语的情形一样——那些东西就是无法塞进脑子。我那次墨西哥之旅真的很愚蠢……

"剩下的那段时间里，我都不断回想着其他曾经弄砸的事情，以及这些事情证明自己是怎样的人。

"练习结束时，我的感觉比开始时更糟糕了。"

在自动导航模式下，我们的注意力似乎总是在当下之外的某个地方。但是我们的注意力去哪里了？更多时候，我们迷失在自己一个又一个的想法中——计划，记忆，或白日梦。

当思维占据心智时，它就成为一个问题了——我们不仅仅是在思考，而且是迷失在想法中。我们已经本末倒置了：我们不再生活在世界里，而是生活在头脑里。

> 行动模式下的思考，正是引发对抑郁、焦虑担忧，以及其他紧张崩溃状态的思维反刍情形的罪魁祸首。

那么我们应当怎么办？我们不能简单地用意志的力量去阻止它。我们需要觉察生命中当下所发生的一切。除了思维，是否还有其他方式让我们联结和知晓我们的经验？

试着去做个练习；如果愿意，你可以在音频 14 的指导语中发现这个方法（两种知晓的方式）。这个练习只需要几分钟时间。

## 认知的两种途径

找个合适的椅子，让自己以舒适的姿势坐好。闭上眼睛。

### 1. 思考

花一两分钟时间，不要看自己的脚，但是去思考它们。当你将脚这个概念放入心智时，会涌现出什么样的想法？可能会有喜欢或不喜欢的想法，想要它们有所改变的想法……还有它们曾带你去过哪里，或者曾带给你什么样的问题……所有的这些想法——关于什么的想法。

不需要用任何方式去控制自己的思维——只是让思维自然地展开。不要着急，给自己一两分钟的时间，进行与双脚有关的思考。

### 2. 直接感知

下面，将意识引至自己的双脚，不要去看它们——让意识沉浸并填满双脚，由内至外……从骨骼到皮肤表面……去感觉脚的骨骼……去感觉皮肤表面的触觉……感觉脚底的感觉……触觉、压力觉，以及脚底与地面接触的感觉……探索脚和地板的边界。

现在微微抓紧脚趾，让它们尽可能地靠近，关注脚趾的感觉，脚底，以及脚面……直接去感受脚趾的压力……感觉肌肉的紧绷感，体会从脚、脚踝到腿部的能量流动。

现在，放松脚趾，保持对脚部的意识，觉察脚部和脚趾放松后的感觉变化。

最后，在改变姿势前，花几分钟时间，坐在那里，留意整个身体的感觉。

当你对双脚进行思考时，注意到了什么？记下来：

_____

_____

_____

_____

_____

_____

**瓦莱里娅**："对双脚进行思考，让我想到了最近自己感觉很疲惫——我记得有好几次都感觉要很努力，才能把脚抬起来放到另一只脚前面。它带回了很多记忆：当工作辛苦而精疲力尽时；当父亲老去时，他那粗糙和变形的双脚。我开始思考，以后我老了会变成什么样子——疲倦、老态龙钟、疾病缠身。这让我非常伤感。"

思考和回忆，这就是行动模式的认知核心，会让我们远离当下的直接体验。

当你直接去感知双脚时，觉察到了什么？

_____

_____

_____

_____

_____

_____

_____

**瓦莱里娅**："刚开始我觉察到整个脚部有很温暖的感觉。然后脚趾有麻麻的感觉——当我专注于这些感觉的时候，注意力时有时无。但当我抓紧脚趾时，脚部的感觉变得比较强烈，很容易保持专注；这些感觉比较强烈但是不太愉悦。右脚比较特别，我觉得这种感觉很有趣，我去感受我的脚，却感觉不到脚的形状——我之前从来有过这样的感觉。最后，我发现自己的意识非常专注，不像思考过程那样游离。"

直接感知身体的方法削弱了头脑的纠缠。存在模式的直接认知意味着我们可以即刻靠近真实的体验，而不是被思维带走。

对你而言，两种认知方式之间最显著的区别是什么——思考与直接感知。

_____

_____

_____

_____

_____

_____

_____

行动模式中，我们只是由思维间接地认知体验。这种模式很容易让我们迷失在思虑和反刍中。

通过正念练习我们发现了另一种知晓的方式——这是个更安静、智慧的声音，却总是淹没在思维心智的聒噪声中。

在直接经验的方式中，我们只是简单地去觉察当下的体验——觉察本身就带来了了解。

当我们使用正念来对待一些不愉快的事情，而不是去思考时，我们就是将它们作为体验来对待——感知它、感觉它。这种了解方式有种简单的美。它使得我们可以即刻与更大的自由和放松相连。

本周请你练习辨识出那些迷失在思维中的时刻，然后直接回到当下的、直接的身体正念中。

每次发觉心智游离的时刻，都给了你一次机会进行练习，如何从活在头脑中转换为对身体的直接感知。

从一种认知方式转换到另一种，有极大的解放力，为了帮助你理解，我们来仔细看看为什么通过思维来认知的方式存在问题。

## 思维的隐性力量：想法和情绪

### "街头偶遇"的练习

找一个让自己感到舒适的姿势。准备好以后，阅读下面描述的场景。花一两分钟的时间，在脑海中生动地想象这些场景。闭上眼睛会更容易些。不要着急，按自己所需的时间来进行想象——看看自己是否能够完全投入到这些想象的情景中。

你正行走在自己熟悉的大街上……你看到街对面有一个熟人……你向他微笑致意……但那个人没有反应……他好像没有注意到你的存在……他匆匆而过，仿佛没有看到你的存在。

在脑海中想象这个场景。

你的脑海中出现了什么想法和感受？

_____

_____

_____

如何区分想法和感受？

它们都是你内在体验的不同方面，因此它们之间的差异很难用语言描述。不过，想法在心智中往往以词语和句子的方式出现，或者以画面、图像等难以用词语描述的方式出现；但是情绪更多地表现为直接体验到的感知或者情绪状态的变化。下面的表格列举了该练习中可能出现的反应，这会让这些概念更清晰。

|  | **想法** | **情绪** |
|---|---|---|
| 卡罗 | "他竟然没有和我打招呼。我哪里得罪他了吗？" | 担忧 |
| 杰克 | "我想知道为什么。" | 好奇 |
| 莎兰 | "他不喜欢我。人人都不喜欢我。" | 郁闷 |
| 贝琪 | "他一定看到我了。好吧，如果他想这样做，就随便他吧。" | 愤怒 |
| 丽娜 | "他可能正在专心地想什么。希望他一切都好。" | 关心 |

　　上述表格中列举了不同的人在同一练习中所出现的反应。这些有没有让你感到震惊？你可能想返回去再次阅读——它们所揭示的内容极其重要，反映了我们的心智和心灵运作的真相。把你的体验和思考记下来。

_____

_____

_____

_____

　　你应该已经发现了，列表中的想法因人而异，而不同的想法则引发了不同的感受。相同的情境确实会引发很多不同的想法和解读，正是这些想法和解读，而非情境本身，决定了我们的感受：如果我们认为别人忽视自己是因为自己做错了什么，那么我们就会不安；如果我们认为别人是故意忽视我们，那么我们就会感到愤怒；如果你认为对方沉浸于自己的思虑中，那么你就会去关心他；诸如此类。但是，关键的是，我们通常会无意识地解读这些情境。正念会帮助我们，让我们更有觉察，让我们拥有选择不同的反应方式的自由。

> 我们的情绪反应所反映的是我们对情境的解读，
> 而非情境本身。

　　让你感到吃惊的应该还有一点，人们听到的场景描述是完全相同的，但是每个人眼中或脑海中所体验到的情境却是不同的。

> 我们对事件的解读反映的是我们赋予它们的内
> 容，而这些解读丝毫不亚于现实事件本身。

　　想法就是我们的解读，我们得到的结论通常是基于先验的观点、或者是先前的体验，因此它们是被许许多多不同的影响因素塑造的。人们对同一现实拥有不同的解读，这一事实说明，这些想法不可能全都准确反映了现实——它们不可能全都正确。在事实与我们的想法之间，通常不是简单的一一对应关系。

> 想法不是事实——它们只是一些心理事件。

心境会极大地影响我们看待事物的方式。在抑郁心境下，我们会对事物进行消极解读——我们会觉得别人是故意无视我们，而不是被自己的烦恼所充塞。这些消极的解读——"她不喜欢我；我哪里做错了？"——让我们感觉更加郁闷。而这种感觉又会继续推动我们消极地看待事物，如此产生恶性循环。

同样，如果我们感到紧张焦虑，我们的心智就会更容易看到事物中错误的那部分，或者可能对我们产生威胁的部分，或者是我们不得不完成的那些部分。所有的这些使得我们更加紧张、焦虑和压抑——如此往复循环。

我发现，自己在不同的时间、对同样的经历进行解读是不同的。为什么呢？

我们的心境会影响我们对事件的解释，

从而让这种心境得以保持。

我们的想法和情绪相互影响所形成的旋涡，将我们深锁于痛苦和压抑的情绪中——正是我们的思维困住了我们。

我们可以通过改变自己的认知方式，跨越这种令我们饱受痛苦情绪困扰的思维模式——从迷失于头脑之中转化为直接、正念地认知和感受我们的身体。这就是本周的练习。

## 日常练习

第二周，需要在接下来的 7 天中完成 6 天的练习，具体内容如下。

1. 身体扫描

2. 正念呼吸（精简版）

3. 在日常生活中引入正念

4. 愉悦体验日历

## 身体扫描

我上周不是已经做过了吗？为什么还要再做一遍？

练习虽然是相同的，但是每天的体验都会有所不同。试着带着一种崭新的、开放的心态，对身体的每个部位进行扫描，就好像自己以前从来没有做过这一项身体扫描练习。谁知道在每个崭新的时刻会发生什么呢？

我们之所以继续进行这个练习，是因为行动模式是我们长久以来根深蒂固的习惯——要有足够的耐心和坚持才能完成对心智的训练，让它去往我们期望之处；同时培育存在模式的直接知晓的方式。

---

### 身体扫描

- 是锻炼我们注意力肌肉的极佳方式：多次重复"投入—保持—转移"的循环练习。
- 帮助我们跳出头脑，回归到与身体的联结中。

---

在本周内每天，找一个可以舒适躺下的地方，按照第54—56页的指导语，或者是音频3（身体扫描）的指示进行练习。

每次练习后，请立即将自己的体验记录下来，写在下面的空格上。

当行动模式掌控你的心智时，你产生了怎样的思维模式？计划还是预演？自责还是评判？希望再快一些？提醒未完成的事宜？回首过去的事情？

你是如何回应的？你是否可以轻松地回到存在模式，还是困在行动模式之中？你还留意到什么？

**第一天**

**你觉察到何种行动模式?**（例如计划，加快进程，评价，未完成事宜，回首过去）:＿＿＿＿＿＿＿＿＿＿＿＿＿＿＿＿＿

＿＿＿＿＿＿＿＿＿＿＿＿＿＿＿＿＿＿＿＿＿＿＿＿＿＿＿

＿＿＿＿＿＿＿＿＿＿＿＿＿＿＿＿＿＿＿＿＿＿＿＿＿＿＿

**我的回应:**＿＿＿＿＿＿＿＿＿＿＿＿＿＿＿＿＿＿＿＿＿

＿＿＿＿＿＿＿＿＿＿＿＿＿＿＿＿＿＿＿＿＿＿＿＿＿＿＿

＿＿＿＿＿＿＿＿＿＿＿＿＿＿＿＿＿＿＿＿＿＿＿＿＿＿＿

**我还留意到:**＿＿＿＿＿＿＿＿＿＿＿＿＿＿＿＿＿＿＿＿

＿＿＿＿＿＿＿＿＿＿＿＿＿＿＿＿＿＿＿＿＿＿＿＿＿＿＿

＿＿＿＿＿＿＿＿＿＿＿＿＿＿＿＿＿＿＿＿＿＿＿＿＿＿＿

> 我不断地想，这太无聊了。什么也没发生。

> 你可能想看看，自己是否可以简单地将——"评判"——看作一种思维模式，而不是被卷入并迷失其中。你可以通过把带着兴趣的觉察转到身体感觉上，从思考自己的体验转换到直接经验你的体验。

每次觉察到自己在思想中迷失，都是一次珍贵的
机会来练习从行动模式转向存在模式——这就是
通向自由的道路。

**第二天**

**行动模式**（例如计划，加快进程，评价，未完成事宜，回首过去）:＿＿＿＿＿＿＿＿＿＿＿＿＿＿＿＿＿＿＿

＿＿＿＿＿＿＿＿＿＿＿＿＿＿＿＿＿＿＿＿＿＿＿＿＿＿＿

＿＿＿＿＿＿＿＿＿＿＿＿＿＿＿＿＿＿＿＿＿＿＿＿＿＿＿

**我的回应：**_____

_____

_____

**我还觉察到：**_____

_____

_____

我第一次可以醒着做完全程！

太好了！我们的体验总是变化的——如果你仔细观察，你会发现你的身体扫描练习体验（以及其他所有练习）每一天都不会完全一样。身体扫描很有效力，但它们只会随着时间慢慢显现。继续保持练习！

**第三天**

**行动模式**（例如计划，加快进程，评价，未完成事宜，回首过去）：_____

_____

_____

**我的回应：**_____

_____

_____

**我还觉察到：**_____

_____

_____

我开始轻松对待所有的事物。如果我发现自己迷失在思想之中，我不会苛刻地对待自己——奇妙的是，这仿佛削弱了想法的枷锁。

这个观察很棒。当我们不再严肃地看待思维时，它们的"能量"就变少了，不再贪婪地索取我们的注意了。我们甚至还会发现，我们可以做到不予理会，只是让它们温和地存在于背景中，然后将注意力重新回到身体的感知上来。

**请记住，友善的态度是有效练习的基础。**

## 第四天

**行动模式**（例如计划，加快进程，评价，未完成事宜，回首过去）：_____

_____

_____

我的回应：_____

_____

_____

我还觉察到：_____

_____

_____

有时我会怀疑这一切努力是否值得——这个课程是不是我所需要的，我是否可以做到。好像什么也没有发生。

这是怀疑心态——课程中此阶段常见的思维模式——这种思维反映了心智的某种状态，并未反映事物真实的面貌。8周课程最后，我们询问那些曾经产生过怀疑心态的参与者给予其他同样有怀疑心态的学员什么建议，他们通常会说"告诉他们继续练习，不用在意这些怀疑——他们会发现这是值得的"。

**第五天**

**行动模式**（例如计划，加快进程，评价，未完成事宜，回首过去）：_____

_____

_____

**我的回应：**_____

_____

_____

**我还觉察到：**_____

_____

_____

> 我发现自己开始期待身体扫描练习了。这就像是我的专属时间，可以离开心智、在身体中休息片刻。

> 没错！被迫行动模式如此苛刻地驱使着我们——"做这个"、"做那个"、"别忘了这个"、"一定要正确地完成它"。身体的正念则为我们提供了一个避难所、一个天堂，它总是在那里等着我们，只需简单地将注意力转换即可。

**第六天**

**行动模式**（例如计划，加快进程，评价，未完成事宜，回首过去）：_____

_____

_____

**我的回应：**_____

_____

_____

我还觉察到：_____

_____

_____

我无法保持每天的练习，这让我感到难过。不知为什么，我总是无法抽出时间进行练习。

一旦心智的评价模式——自我批评开始出现，我们就很容易陷入恶性循环：自责→与练习的消极联结→逃避练习→自责增加→练习更少……

好消息是，任何时候，我们都可以将它们一笔勾销，抛开发生的一切，重新开始。

**不管过去发生了什么，我们都可以重新开始，就从当下开始，从实际做练习开始，而不是沉浸于之前的挫败中。**

### 亚当

亚当的情绪低落已经持续一两个星期了。每天醒来时，他都会觉得身体发沉并且感到疼痛。他觉得自己精疲力尽，晚上的睡眠丝毫没有作用，有时甚至醒来后更加疲惫。通常这种疲惫感会引发一系列熟悉的想法："我到底是怎样走到今天这一步的？"、"又浪费了一天"、"我再也不能忍受了"、"接下来我会怎么样？"

伴随着这些想法出现的是沮丧和挫败感。这些感觉又加重了亚当的负累感，使身体越发沉重。基本上，他会挣扎着爬起来、勉强开始这一天，然后对可能发生的一切心存担忧。

10 天的身体扫描练习以后，亚当开始认识到行动模式的"由思维了解"与存在模式的"觉察了解"之间存在的差异。

之后，亚当根据 MBCT 课程上教授的内容，开始在清晨醒来后做同样的练习：直接去感知身体的沉重感和疼痛感，而不是陷入思维带来的恶性循环之中，那么会发生什么呢？

这确实带来了改变——不是奇迹般的治愈——但亚当发现，似乎活在当下的体验中、与不适感共存变得容易了一些。而且，有趣的是，当他愿意与这些体验同在、直接去感知它们时，自己的能量是增加而不是减少了。亚当并没有欢喜地跳下床，但是他发现，自己不再像往常那样安静地赖在床上不想起来，清晨是一天的开始，他从精神上感到了一丝轻松。

**第二周结束：**你可能需要花几分钟，反思一下前两周的身体扫描体验。

下几周的练习中，我们不再进行身体扫描，所以现在是我们的最后一次机会，来给身体扫描练习做一个总结。

回想你的体验，总结你从身体扫描练习中学习到的一件事情：

_____

_____

_____

_____

## 正念呼吸（精简版）

正念呼吸——**静坐**——是 MBCT 课程的核心练习。从下周起，正念呼吸就是练习的主要内容。

本周我们先来介绍正念呼吸每日练习的精简版。

每天，除了进行身体扫描练习之外，还要再选一个时间，进行一次 10 分钟左右的正念呼吸练习，具体的指导语见音频 4（10 分钟正念静坐），要点如下。你也可以复制书中 83-84 页的内容。

# 10分钟正念静坐

1. 以舒适的坐姿坐下，背部挺直而不僵硬、姿势要庄严而舒适——身体不能僵硬，让身体姿势反映自己的活在当下和觉醒。如果是在椅子上就座，请将双脚平放在地板上，双腿不要交叉。轻柔地闭上双眼。

2. 将觉察带到你的身体感觉上，集中注意力去体会身体与地板或椅子接触时，那个部位的触感和压力感。花一两分钟去觉察一下这些感觉，就像身体扫描中练习的那样。

3. 现在将觉察聚焦于身体感觉的变化，随着呼吸的进入或呼出，去感受下腹部（肚脐周围）的感觉。（如果你是第一次进行这个练习，可以将手放在下腹部，这样就可以觉察到手掌碰触到的下腹部的感觉变化。让自己的意识进入该部位的身体感觉，即使在手移开以后，也能够继续聚焦于下腹部的身体感觉。）

4. 用心去体会吸气时腹部轻微升起的感觉，以及呼气时腹壁的紧缩感。在气体吸入和呼出身体的整个过程中，将意识集中于下腹部。你也可以将注意集中在吸入和呼出间那个短暂的停顿，或者是上次呼出与下次吸入间的停顿上。

5. 无需有意地控制自己的呼吸——只是简单地让它吸进、呼出。试着用同样放松的态度去对待其他体验。你不需要去纠正什么，也不需要达到某个特定的状态。只是去体验你的体验，除此之外不需要做什么。

6. 迟早（一般都会很快出现），你的心智会从呼吸时下腹部的感觉变化，游离到各种思维、规划、白日梦、心猿意马，等等。这没什么大不了——这正是心智的习惯行为。这既不是错误也不是失败。当你发现自己的注意力不再聚焦于呼吸，可以温和地恭喜自己——你又一次觉察到了自己的经验，留意到是什么让你分心了（"哈，思维在这里"），然后再温和地将觉察带回来，继续聚焦于下腹部的身体感觉变化，恢复对吸气、呼气保持觉察的意向。

7. 不管你觉察到的心智游离现象有多么频繁（这种现象还会一再发生），每一次都祝贺自己重新联系上当下的经验，温和地把注意力带回到呼吸上，重新恢复随着呼吸观察身体感觉的变化。

8. 尽可能地对自己的意识心怀慈悲，可以将心智的反复游离看作锻炼自己的机会，可以培养对自身体验的耐心和好奇心。

9. 继续进行 10 分钟的呼吸练习，也可以根据你的意愿延长时间，我们需要不断地提醒你：练习的目的是为了让你在每个时刻都能够对自身体验有所意识。每次留意到你的心智游离时，只需以呼吸为锚，温和地与当下时刻进行联结，随着呼吸聚焦于下腹部的感觉变化。

本周不需要对练习体验进行记录——我们会在第三周详细完成这一步骤。

每天完成练习后，在下面对应的地方打"√"：

第一天：_____　　第二天：_____　　第三天：_____

第四天：_____　　第五天：_____　　第六天：_____

---

### 正念静坐：一些有用的提示

● 花点时间找到一个适合自己的坐姿，是非常值得的。要找到一个舒适、稳定的坐姿，让自己的背部挺直但又不至于僵硬。

● 你可以坐在椅子上——坐在地板上也没什么特别之处，不过很多人认为坐在地板上更舒适。如果你想坐在椅子上，那么要选择一个有直靠背的椅子，可以让双脚平放在地上，不要交叉。最好能让你的背部离开椅背、自己挺直。

● 如果你坐在地板的软垫上，那么请选择一个坚实、较厚的坐垫，臀部要距离地面 8 ～ 15 厘米，膝盖要放在地板上。你有以下三种坐姿：

**选择 1**：使用坐垫，将一条腿折放、脚跟尽量靠近身体，然后另一条腿折放在这条腿前面。

**选择 2**：跪坐，坐垫放在双脚之间。

**选择 3**：坐在冥想凳上。

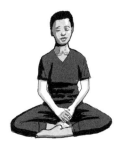 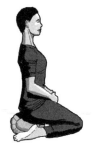 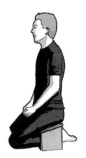

选择 1              选择 2              选择 3

试一试坐垫或板凳的高度，直到你认为可以舒适和坚实地支撑自己为止。

**不管你采取哪种坐姿，请让膝盖低于臀部。**

膝盖低于臀部时，你下背部会形成一个平缓向内的曲线，你的脊柱可以较好地进行自我支撑。双手叠放，或者放在大腿上。

很多人发现冥想凳可以帮助他们找到正确的姿势——你可以增加几个坐垫或者将毯子叠起来，找到适合自己的高度。

## 在日常生活中引入正念

回忆你上周选择把哪种日常活动引入正念：

_____（日常活动1）

现在选择另一个、不同的日常活动，在其中引入正念：

_____（日常活动2）

本周，通过有意识地在这两种日常活动中引入正念，你可以进行强化和拓展，在每天的生活中实践正念。

每天只要想起来在日常活动1或者2中引入正念，就可以在下面空白处打"√"：

第一天：_____　　第二天：_____　　第三天：_____

第四天：_____　　第五天：_____　　第六天：_____

一周结束后，请花几分钟时间，对整个练习的整体体验进行反思。虽然这不是规定的家庭练习内容，但很多人发现他们开始喜欢在这部分练习投入更多的时间。你是否可以想出一个积极的原因，它能够推动你持续地、有意识地在日常活动中保持正念：

_____

_____

_____

_____

_____

_____

_____

_____

_____

_____

_____

> 罗伊："昨天下午，当我坐在沙发上拼命地读报纸时，两个年幼的女儿正兴致颇高地把一个个沙发靠垫往我头上堆叠。我努力地对她们的坚持挤出一个微笑，可我却无法专心读报，我发现自己的心智不断地从这件事情跳到另一件事情上。通常，这标志着我可以开始正念练习了。于是我重新调整注意力，全然地将自己交给两个女儿。接下来的五分钟，是近几周来，作为一个父亲最有回报、最有意义的五分钟。"

## 愉悦体验日历

每天，对一个愉快的体验进行觉察。

这些体验可以是非常普通的体验，例如听到鸟鸣或看到婴儿脸上的微笑；重点是，这件事带给你愉快的感受。

该练习有两个部分：

1. 有意识地选择你的注意内容——要找出愉快的体验。

2. 有意识地选择你的注意方式，对每个愉快体验的不同方面给予关注——要关注愉快感受本身，以及其他感受，头脑中的想法，或者身体的感觉。

可以使用下面的问题，将意识聚焦于体验的各个细节。稍后你可以写下来。

| 这是什么样的体验? | 你的身体有什么样的感觉? | 你觉察到什么样的心境或情绪? | 你脑海中出现了什么想法? | 当你写下这些时，有什么想法出现? |
|---|---|---|---|---|
| 例如：下班回家的路上——我停下来，听到了鸟儿鸣叫的声音 | 光照在脸上，能感觉到肩膀下垂，嘴角上扬 | 轻松，愉悦 | "真好。" "鸟叫声真悦耳。" "在室外真好。" | "这是一件微小的事情，但我很高兴自己觉察到了。" |

尽可能让自己的描写详细一些——例如，逐字逐句写下自己的体验，或者描述自己脑海中的画面；准确地记录下你身体出现感知和感受的部位，以及感受内容。将填写记录表看作一次机会，可以有意识地捕捉自己在记录过程中出现的想法。

| 第一天<br>这是什么样的体验？ | 你的身体有什么样的感觉？请详细描述。 | 你觉察到什么样的心境或情绪？ | 你脑海中出现了什么想法？ | 当你写下这些时，有什么想法出现？ |
|---|---|---|---|---|
| | | | | |

用思维去了解，意味着用二分法看待体验——事物本身非好即坏，我们必须保持或消除它才能快乐。这就是心智的被迫行动模式。

对体验的各个方面给予关注——身体感觉，情绪感受，想法——这让我们得以"去二分法"，将体验看作当下可以直接感知的、不断变化的模式。当这样对待体验时，我们就关闭了心智的被迫行动模式。

| 第二天 什么体验? | 什么身体感觉? | 什么样的心境或情绪? | 什么想法? | 现在有什么想法? |
|---|---|---|---|---|
|  |  |  |  |  |

很多人最后以远离不愉快的感受作为自我保护。长期来看，这并不奏效。这也会让我们总体上对所有的感觉——愉快的和不愉快的都麻木了。这样一来，我们就将自己与潜在的丰富人生割裂开来、与心智和心灵的深刻疗愈潜能割裂开来。直接将注意力聚焦于体验本身，无论体验是愉快的还是痛苦的，这会让我们再次与广阔的情感世界相连，将自己全然开放在这个鲜活的奇迹中。

| 第三天 什么体验? | 什么身体感觉? | 什么样的心境或情绪? | 什么想法? | 现在有什么想法? |
|---|---|---|---|---|
|  |  |  |  |  |

| 第四天 什么体验? | 什么身体感觉? | 什么样的心境或情绪? | 什么想法? | 现在有什么想法? |
|---|---|---|---|---|
| | | | | |

心智的行动模式控制了我们惯有的注意方式——在抑郁心智状态下,我们会聚焦于事物的消极方面、错误之处,在焦虑心智状态下,我们则会聚焦于有威胁性、危险性的事物,其他行动模式也如此。有意识地聚焦于愉快体验,可以让我们重新将自己的注意力进行调整,将自己沉浸于生活中微小的喜乐中,这些喜乐一直都在,只是我们没有注意到罢了——水中树木的倒影,儿童欢乐的笑声,路旁的花朵……

| 第五天 什么体验? | 什么身体感觉? | 什么样的心境或情绪? | 什么想法? | 现在有什么想法? |
|---|---|---|---|---|
| | | | | |

| 第六天<br>什么体验? | 什么身体感觉? | 什么样的心境或情绪? | 什么想法? | 现在有什么想法? |
|---|---|---|---|---|
| | | | | |

在本周结束时，花几分钟反思一下自己在愉悦体验日历表中的感受。

将你学习或觉察到的、最值得记忆的一件事情写下来：

_____

_____

_____

_____

_____

_____

_____

_____

_____

## 梦见一个真实的世界

我躺着，看着天空的颜色投在树木上，

我梦见一个真实的世界，然后去领略爱上它的感觉。


为何我这么久才能明白？

放下一切，只是简单地呼吸，

如此，生活就可以不受我的阻碍、自行呼吸。


我怎么可以忘记，身休木身就是恩典？

就像盛开的野花一样，绚烂如蓝色，轻柔如白色，如正午的阳光

般温暖。


愿我能锤炼出足够的耐心，可以勇敢面对所有处境。

愿我能信任万事万物，如雨天的美丽，以及它的灰色阴影。


我希望真实就已足够。

至少这里是开始的地方。

去掌握爱它的艺术，体会它回馈的爱，就在你的皮肤之下。


**琳达·弗朗斯**

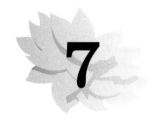

**7**

# 第三周 回到当下——汇聚散乱之心

## 介绍

> 尝试下面的简单练习：
>
> 1. 阅读下面的指导语后，放下书本，在你的手表或者闹钟上记下时间。
>
> 2. 坐一分钟，什么事都不要干。
>
> 3. 一分钟结束后，拿起书继续阅读。

这一分钟你的心智停留在哪里？心智是否在这个房间里，全然地投入于当下、这一刻，一刻接一刻地呈现？

或者你的心智将你带离了此时此地？可能心智将你带到了未来几分钟、几小时、几周或几年后的事件上？或者心智将你带回到过去——当天早些时候、昨天、数周或几年前的事件。

如果你有前一段中描述的体验中的任何一种，那说明你卷入了心智时光旅行——这是行动模式七个核心特征中的第三个。

我们的心智拥有旅行至不同地点、不同时刻的能力，如果有意识、有觉知地使用这种能力，我们就可以规划未来，并从过去经验中学习。

但是如果心智的被迫行动模式飞快地将我们带离此时此刻，并且是在我们毫不知情、并未同意的情况下，那么我们就会产生以下问题：

- 对过去的反刍会将我们拉回到抑郁和愤怒中。

- 对未来的担忧让我们陷入焦虑。

- 时刻思考着那些"必须"完成的事情，让我们感到沉重、疲惫、压力巨大。

第三周，我们要探索的是：无论身在何处、正在做什么，我们可以学会脱离那些无意义的、无目的的心智时光旅行。

1. 将呼吸作为当下时刻的锚，返回此时此地。

2. 对运动中的身体进行正念觉察。

3. 进行 3 分钟呼吸空间练习。

通过练习，我们可以学着汇聚和整合散乱之心，然后我们就能体验到在被迫行动的心智之下的冷静、平和，一直都在此处等待着我们。

## 日常练习

第三周，需要在接下来的 7 天中完成 6 天的练习：

1. 正念伸展加正念呼吸练习（第一天，第三天，第五天）[①]

2. 正念运动（第二天，第四天，第六天）

3. 3 分钟呼吸空间[②]

4. 不悦体验日历

---

① 前两个练习在本周是分开进行的——因此，本周的练习种类看起来多了一些，但实际上练习是和平常一样，并未增加。

② 虽然此练习名为"3 分钟呼吸空间"，但配套录音为 5 分钟左右。在此练习中，时间并不是最主要的，它是一个整体的练习。

> ### 照顾好你的身体
>
> 　　本周练习中有两个练习都包含了一些轻柔的身体锻炼。
>
> 　　这些练习的目的是为了让你意识到自己身体的感知和情绪，尊重并去探索自己的身体极限，让紧张得以释放，并拓展身体极限。
>
> 　　当你的背部或其他部位有问题时，请自行决定是否进行这些练习，如果不确定，请向你的医生咨询。

**正念伸展与正念呼吸练习**

　　在第一天，第三天，第五天，将你正念静坐练习所需的东西都准备好——椅子、坐垫或冥想凳——然后根据音频 6 的指导语（正念伸展与正念呼吸）进行练习。该练习包括几分钟的正念伸展指导，然后是正念静坐。

　　正念伸展运动包括一系列温和的站立伸展——记得要照顾好自己的身体。如果你有什么背部问题或者其他健康困扰，请首先聆听指导语，不做练习，然后认真思考一下自己是否应该做全部或其中一部分练习动作。对一些可能对你目前来说难度过大的动作，你可以自行跳过那些目前无法完成的难度大的练习动作，只需要跟着指导语想象做练习即可。

　　指导语总结见本书 99—100 页。

### 正念伸展和正念呼吸：正念伸展

1. 首先，找一个地方赤足或者穿着袜子站好，双脚距离与臀部同宽。膝盖放松，双腿可以轻微弯曲，两脚平行（实际上两脚这样站并不常见，但这样可能带来一些新的身体感觉）。

2. 接下来，提醒自己本次练习的目的：在进行一系列轻柔的伸展动作时，要尽量做到有意识地去体验身体的感知和情绪感受，尊重并探索自己每一刻的身体极限，请放下任何想去超越个人极限或者想与他人或自己竞争的企图，然后试着突破自己的身体极限，或者试着与自己或他人竞争。

3. 吸气，慢慢地、带着正念向身体两侧抬起胳膊，胳膊抬起时可以慢点、保持觉察，一直把双手伸展至头顶；做这个动作时，要去体会抬起胳膊和保持姿势中肌肉的紧张感。

4. 让呼吸以自己的节奏吸进、呼出，继续向上伸展，指尖轻柔地向天空伸展，双脚坚实地站在地板上，去感觉肌肉的拉伸，以及身体的各个关节，从脚到腿部，再往上一直到背部、肩部，然后再到胳膊、手和指尖。

5. 保持这个伸展姿势几分钟，呼吸自由出入。在保持伸展姿势和呼吸时，去觉察身体知觉和感受的任何变化。当然，这可能也包括紧张或不舒适感的增加，如果是这样，看看自己是否能够向这些体验敞开。

6. 伴随着一次呼气，缓慢地让双臂垂下。慢慢地，转动手腕，让指尖向上、掌心向外（这也是个不常见的动作），双臂抬起，在身体两侧打开，与肩部同高。

7. 双眼轻轻地闭上，将注意力集中在呼吸运动上，以及自己站立时身体的知觉和感受上，比如去觉察身体放松（通常是缓解）和回到自然站姿时两者的差异。

8. 继续带着正念伸展胳膊和手，就像是要从树上摘下一个果实一样，注意力都集中于自己的身体和呼吸。看看手部伸展时会发生什么，以及脚跟离开地面向上伸展时呼吸会如何变化。

9. 接下来，保持正念，慢慢地将双臂抬高，保持双臂平行，然后将整个身体向左侧弯曲，身体形成一个大曲线，体侧从脚部到躯干、臂部，向手和指尖延展。然后吸气，身体回到正中，呼吸，向另一侧慢慢弯曲，在另一侧形成曲线。现在，回到中间站立姿势，让双臂慢慢放下，自然放松地回到身体两侧。

10. 现在转动肩膀，胳膊自然下垂即可。首先，将肩膀朝耳朵方向努力耸起；然后再将肩膀向后转，让两边的肩胛骨尽量靠近；接着肩膀转向下方；然后再将两个肩膀往身体前方推，让两边的肩膀靠近，但胳膊不用力，只是自然下垂即可。继续这样依次"转动"肩膀，动作尽量流畅、保持正念，胳膊下垂。先朝一个方向转动肩膀，然后再朝相反方向运动，就像向前或向后划船一样。

11. 下面，返回自然站立的姿势稍事休息，开始缓慢、正念地转动头部。首先，让下巴靠近胸骨，头部下垂，不需要用力……然后将头部转向身体左侧，左耳尽量靠近左肩；然后缓慢地将向后、向右转动头部，让右耳尽量靠近右肩……然后头部再次向下，下巴靠近胸骨……之后，再向相反方向做运动。

12. 最后，在拉伸运动结束后，保持站姿、静止几分钟，专注体会身体拉伸后的感觉，然后再进行正念静坐。

# 正念站姿伸展

步骤 1-2　步骤 3-5　　　步骤 6-7　　　步骤 8　　　步骤 9

左右侧轮流做

左右侧轮流做

步骤 10

步骤 11

图片出自 Kabat-Zinn，《多舛的生活》（*Full Catastrophe Living*）（第二版），2013，纽约：Bantam 书局。

# 正念伸展和正念呼吸：正念静坐

1. 进行 10 分钟的正念静坐练习，具体请参照书中之前章节的描述（第 83 页）。

2. 如果你觉得自己可以安住于对呼吸的觉察时，可以将这种意识有意识地拓展到全身的身体知觉上。继续在背景中保持意识，觉察呼吸时下腹部的运动，但觉察的重点集中于对身体整体感觉的体验，以及身体感觉的变化模式。或许你能感觉到呼吸在全身流动，就好像你的全身都在呼吸一样。

3. 在身体和呼吸的广阔觉察内，将注意力聚焦于身体和地板、椅子、垫子或冥想凳所接触的部位，或者脚、膝盖与地板接触的部位，去觉察那里所产生的身体知觉——接触感、压力感等；你的臀部与接触物体的感知；你的双手放在大腿或其他身体部位时的感知。试着用注意力把持着所有的这些感觉、将身体整体的呼吸的感觉抱持在广阔的觉察之中。

4. 你的心智会反复游离到呼吸和身体知觉之外——这是自然的、预料之中的，这不是什么错误或者失败。无论何时，只要发现自己的意识离开当前呼吸和身体感知，你都可以恭喜自己：你又"觉察"到了。轻柔地觉察心智之所在（有人发现把"思考"看得轻一些，对心智回归当下很有帮助），然后，尽量宽容地将注意力重新带回到身体整体的呼吸中。

5. 就这样，保持单纯，柔和地参与到身体的感知中来，自然地从此刻走向下一刻。

6. 当你坐着的时候，一些感觉可能会很强烈，例如背部、膝盖或肩膀的疼痛。你会发现注意力反复地从身体整体的呼吸觉知中离开，陷入这些感觉中。你这时可以尝试改换姿势，或者是保持不动，将注意力聚焦于这些感觉疼痛的部位。如果你选择后者，那么带着轻柔的注意力去探索这些感觉的细节：这些感觉带来了什么样的体会？

它们具体在哪个部位？它们是否会随着时间而变化，或者是否会从身体某个部位转换到另一个部位？看看自己是否可以只是去**感受**它们，而不是思考它们。你可以用呼吸将意识带到那个部位，吸气时"进入"那些部位，就像身体扫描练习中那样；呼气时"离开"那些感觉，随着呼吸的离开变得轻柔开放。

7. 无论何时，如果你发现自己被身体的疼痛感"带离"当下，或者是以其他方式离开当下，你都要提醒自己，你可以随时与此时此地重新联结，重新将觉察聚焦到此刻的呼吸运动上来，或者是身体的整体知觉上来。当你这样重新汇聚心神之后，就可以允许觉察再次扩展开，将身体感觉也抱持在其中了。

8. 当你坐在这里一呼一吸时，去培育一种一刻接一刻的觉察，请记得呼吸是你在生活中随时都可以获取的，它能帮助你安定下来，感到平衡，在每一刻都全然地接纳自己。

**第一天（伸展和呼吸）：在正念静坐时，当你发现心智游离时会做些什么？**

_____

_____

_____

我想到了无数件事情。要想让我的心智停止幻想未来、思考事情，可太难了。我努力地控制心智，可能也就2分钟吧，心智又游走了。

我们觉得自己应该做一些事情来控制或者消除脑海中的想法，这是非常自然的，一定要记住：练习的目的并不是将想法推开或者清除，这非常重要——因为如此一来，我们只会给予它们更多的能量，它们会更加强烈地反弹回来。

我们的目的不是让思考的头脑刹车——我们的
目的是承认"这是思考"，然后，放下思维，
重新聚焦于呼吸。

第三天（伸展和呼吸）：在正念静坐时，当你发现自己的心智一
再游离时，会怎样宽容或者苛刻地对待自己？

_____

_____

_____

_____

我对自己感到懊恼——这么简单的一件事情，我应该能够做到。我肯定其他人不会有这样的问题——我必须努力。

大部分人都需要在这个阶段花费很多时间，来努力保持对呼吸的觉知。你可以将心智的游离看作"当下发生的事实"，对此尽量采取柔和、仁慈和幽默的反应——如果你做不到友善地对待自己，首先请对这个"做不到"保持友善！

第五天（伸展和呼吸）：在正念静坐时，你体验到了多少身体不
适？你是如何反应的？

_____

_____

_____

_____

_____

我的背很疼，膝盖也很痛——将意识保持在呼吸上不离开，这可花费了我很大的力气——不过我还是那样坚持忍耐着，直到结束。

练习的本意并不是像耐力或个性测验一样，让你无限制地忍受身体疼痛！在你感受到一点点不适的时候，最好不要马上就变动姿势（那样会强化你的自动化逃避习惯），但是，一旦你明智而温和地觉知到身体的紧张感，你可以在保持正念的情况下改变姿势，这也是对自己的仁慈。

## 为心智游离而欢呼

心智游离并非是错误或者失败——这就是心智的本然面貌。

这个练习的目的不是阻止心智的游离，而是利用这些觉察心智游离的时刻，来发展自己的如下技巧：

1. **承认**这一切已经发生——不需要为此责备自己
2. **暂停**一下来觉知此刻心智在哪里
3. **放下**让心智游离的内容
4. **温柔宽容地**将注意力带回到呼吸上来

这个练习一次又一次给予我们机会，从心智时光旅行中回到当下，在此刻重新开始，与当下这口呼吸同在。

**在觉察到心智的游离时将它带回当下，这是正念练习的核心——这正是我们学习心智转换的机会，温和地放松自己，从行动模式进入存在模式。**

## 正念运动

本周的第二天，第四天，第六天，打开音频 5（正念运动），按照指导语练习。正念运动的示意图见第 104—107 页。（用书面指导语描述正念运动比较困难，因此我们不进行书面描述；请使用音频指导语。）

这个练习包含了一系列温和的身体伸展。再次提醒，请记住照顾好自己的身体。如果你有背部或其他身体健康问题，请先听一遍指导语，不必做动作，仔细思考哪些动作是自己可以完成的，而哪些是不可以的。当你根据指导语进行练习时，要让自己身体的内在智慧来决定，哪些伸展动作是可以进行的，以及这些动作可以持续多久。

练习的目的是帮助你贴近身体知觉，按照它们的本来面貌接受它们。练习并不是要健身或者挑战自己的伸展极限。看看自己是否能不费力地进行拉伸。

# 正念运动（第 1/4 页）

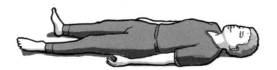

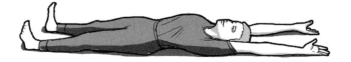

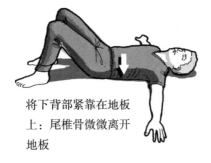

将下背部紧靠在地板
上：尾椎骨微微离开
地板

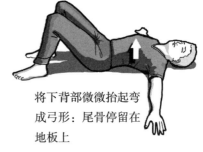

将下背部微微抬起弯
成弓形：尾骨停留在
地板上

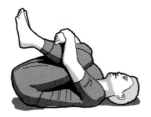

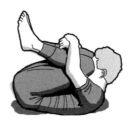

在右侧轮流做

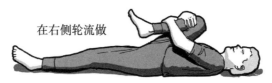

图片出自 Kabat-Zinn，《多舛的生活》（第二版），2013，纽约：Bantam 书局。

## 正念运动（第 2/4 页）

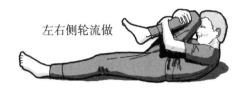

左右侧轮流做

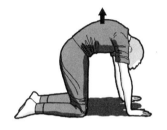 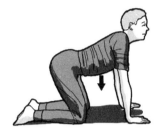

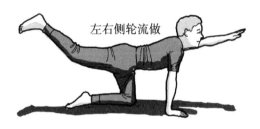

左右侧轮流做

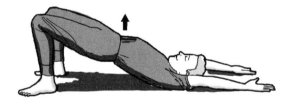

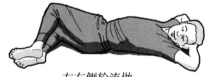

左右侧轮流做

图片出自 Kabat-Zinn,《多舛的生活》（第二版），2013，纽约：Bantam 书局。

**正念运动（第 3/4 页）**

左右侧轮流做

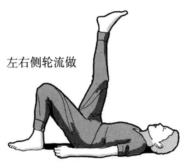

左右侧轮流做

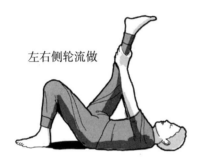

左右侧轮流做

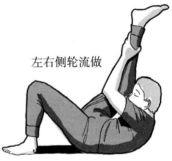

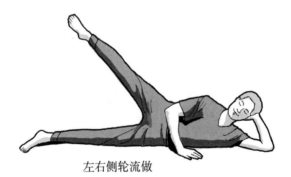

左右侧轮流做

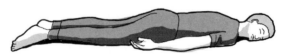

图片出自 Kabat-Zinn，《多舛的生活》（第二版），2013，纽约：Bantam 书局。

# 正念运动（第 4/4 页）

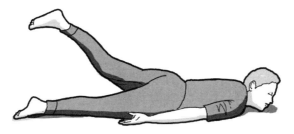

左右侧轮流做

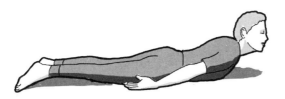

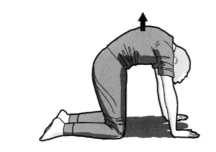

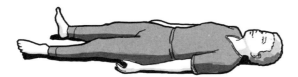

图片出自 Kabat-Zinn，《多舛的生活》（第二版），2013，纽约：Bantam 书局。

第 2 天（正念运动）：与正念静坐相比，在这个练习中保持对身体感觉的觉察会在哪些方面容易一些？

_____

_____

_____

_____

对我而言这个练习更容易些——在运动和伸展的时候，身体的知觉会更加"明显"一些，因此比正念静坐更容易觉察——因为身体的静默更少一些，所以心智不太容易游离。我喜欢这个练习。

很多人有相同的感觉——这就是为什么无论我们身在何处，正念身体运动都可以有效地汇聚散乱之心，将我们带到此时此地。

第 4 天（正念运动）：你对于体验到的紧张的身体感觉是如何反应的？

_____

_____

_____

_____

我不喜欢去体验它们！因此我并没有尽全力去进行伸展或运动。

直接将意识靠近并聚焦到不舒适的身体感觉上，这种技能是在身体中应对情绪困境的核心内容。正念伸展运动可以让我们在身体知觉的"边缘"活动——我们轻柔地将意识一点点靠近身体的紧张，直到我们认为无法再继续前进，或者还可以往后再退一点，然后在准备好后再次一点点靠近这种紧张，同时知道我们可以随时从伸展中放松后退回来。

通过有意地将意识轻柔、循序渐进地接近不舒适的身体感觉，我们开始消除根深蒂固的、需要回避不愉快感受的习惯——这种习惯是维持所有情绪困境的能量来源。

**第 6 天（正念运动）：你觉察到身体对紧张感有哪些反应？这些反应带来怎样的感受？**

---

---

---

---

---

> 我觉察到自己在拉伸的时候，身体会对抗性地绷紧或支撑——因此感觉到很不舒服。

> 这个练习帮助我们认识到，自己通常**额外增加**了身体的不适感——（a）因为要将身体的拉伸保持得比平时久一些，所以这些不适感是不可避免的；（b）与身体感觉相对抗，或努力地迫使自己达到某种自以为应当达到的练习标准（并非指导语要求的标准），此时产生的这些不适感则是可以避免的。

　　在下一周的练习中，我们将详细阐述自己是如何习惯性地额外增加了身体感觉的不适。

## 3 分钟呼吸空间

　　正念认知疗法的目的是利用正念将我们的散乱之心汇聚起来，并且无论你身在何处在情绪困境出现时，能够更有技巧地与之相联系并做出回应。

可是在很多情境下，我们根本就不可能闭上眼睛正念练习 40 分钟！

为了把"正式"的正念练习（身体扫描、正念静坐、正念运动）与日常实际生活中所需的正念技巧之间联系起来，我们使用了一个微型练习——3 分钟呼吸空间。

开始时，我们将这个练习嵌入日常生活之中。

本周，每天都要完成一天 3 次的 3 分钟呼吸空间练习，时间请提前定好——最好每天都能在同一时间段进行练习。

每天要有一次，根据音频 8（3 分钟呼吸空间——基础版）的指导语进行呼吸空间练习。其他两次，可以根据自己对指导语的记忆进行练习。

你可以将这个固定的呼吸空间日常练习录在手机里，或者制作成随身携带的卡片，每天结束后根据完成情况在下面的记录表格里的 R 上打"√"：

第一天：R R R  第二天：R R R  第三天：R R R

第四天：R R R  第五天：R R R  第六天：R R R

## 3 分钟呼吸空间练习指导语

### 准备

开始，请选择一个挺拔而有尊严的姿势，站或坐都可以。可以的话，请闭上眼睛。然后按照下面的 3 个步骤，每个步骤大约花 1 分钟进行练习。

### 步骤 1：觉知

将觉察转向内在体验，问自己：我现在的体验是什么？

● 我脑海中有什么想法？尽可能地将想法看作心理事件，也可以将它们变成字句。

● 我有什么样的情绪感受？将意识转向自己对不适或不愉快情绪的感受上，承认它们的存在。

● 我现在有哪些身体感觉？可以快速扫描身体，找出身体的僵硬或紧张感觉。

**步骤2：聚焦**

现在将注意力重新指向呼吸时的身体感觉。

贴近下腹部的呼吸感觉上……吸气时去感觉腹壁的膨胀……呼出时则去感觉腹壁的收缩。

就这样随着呼吸进入、呼出，将呼吸作为锚，将自己锚定在当下。如果你分心了，请温和地将它带回到呼吸上来。

**步骤3：扩展**

现在将意识的范围从呼吸上扩展开来，将身体作为一个整体去感知，包括你的姿势、面部表情。

如果你感觉到任何身体不适、紧张或对抗，伴随着吸气觉察这个部位。然后再呼气，同时放松、敞开。

试着将扩展的觉察带到生活的下一刻去。

> 呼吸空间正是让我们走出自动导航模式、重新与当下时刻联结的途径。

我每天应该在什么时候完成三次呼吸空间练习？

最好能将呼吸空间练习与日常生活中比较固定的例行活动结合起来。例如，你可以在起床时进行呼吸空间练习，或者在洗澡前，或早/午/晚饭后进行练习，或者是在工作中的固定休息时间，在上/下班乘坐公共汽车或火车时，或者准备上床前进行——看看能否找到一个最适合自己的时间。

把自己计划进行固定呼吸空间练习的3个时间点记录下来：

第1次＿＿＿＿＿＿＿＿＿＿＿＿＿＿＿＿＿＿＿＿＿＿＿

第2次＿＿＿＿＿＿＿＿＿＿＿＿＿＿＿＿＿＿＿＿＿＿＿

第3次＿＿＿＿＿＿＿＿＿＿＿＿＿＿＿＿＿＿＿＿＿＿＿

**3分钟呼吸空间，是正念认知疗法课程中一个最重要的练习。**

我们为什么不直接进入步骤2——将注意力投向呼吸？难道这不是我们学习的关键技术吗？步骤1和步骤3的意义是什么？

学着将注意力调整到呼吸上，这个方法可以有效地帮助我们摆脱思维反刍、担忧、强迫计划等。但是，如果我们只进行呼吸空间，那我们就只是改变了心智的加工**内容**，而没有改变心智的运作**方式**——我们仍然处于行动模式之中。步骤1和步骤3就是为了帮助我们进入存在模式——不仅改变心智的加工内容，而且改变心智的运作方式。

步骤1中会发生什么？

步骤1中，我们将想法、情绪感受、身体感觉等纳入意识范围，而不是进行自动化加工。通过有意识地、饶有兴致地将觉察引入内在体验中，包括那些困难和不愉快的体验，我们都增强了心智的接近倾向，削弱了逃离倾向。同样，我们会尽力用本然面目去看待想法、感受、感觉——它们只是从心智经过的心理事件而已，并非是现实或者事情出错的可靠证据。

步骤3中会发生什么？

步骤3中，在将心智汇聚并安定之后，我们将觉察扩展，从而将那个时刻全身的所有体验（而不仅仅是呼吸）纳入存在模式之下。这样，我们的心就做好了准备，在3分钟呼吸空间之后重新与日常生活相联结，将生活的所有体验囊括于存在模式中。而且，即使有一些困难的、不快的体验，我们也能够怀着开放和接纳的态度接受它们，因为在步骤3中，我们有意识地培养自己用更加柔和的态度来对待任何不适的体验。

呼吸空间为我们设定了一个截然不同的心智框架
来面对生活，全然地回归当下，而不仅仅只是从
思考中休息片刻。

## 不悦体验日历

每天，留意一个不愉快事件的体验。

这个不愉快的体验不一定是很重大的——只要是让自己感到不愉快，或者有点厌烦即可。这些体验也可以是一些轻微的、短暂的焦虑或者厌倦感。

与上周的练习类似，这个练习邀请你有意识地、用不同方式进行注意——有意识地将注意转向不愉快的体验（与我们习惯的反应不同），看看能否意识到这些体验的不同方面——痛苦感受本身，围绕的其他感受、心智冒出的任何想法，以及身体感觉等。

用这种方式将痛苦体验分解成不同组成部分，是我们开始学习用新的、精巧的方法来回应痛苦情绪和情境的关键步骤。

看看自己是否能够意识到这两者的不同：一方面，是痛苦感受本身；另一方面，是对痛苦的反应。

使用下面的问题，将意识聚焦于体验发生时的细节。你稍后可以写下来。

| 这是什么样的体验？ | 你的身体有什么样的感觉？ | 你觉察到什么样的心境或情绪？ | 你脑海中出现了什么想法？ | 当你写下这些时，有什么想法出现？ |
|---|---|---|---|---|
| 例如：正在等待电信公司来修理线路。意识到自己错过了工作中的重要会议。 | 太阳穴跳动，脖颈和肩膀紧张，反复踱步。 | 愤怒，无助 | "这就是他们承诺的服务？""我不想错过这个会议。" | 我不希望这一切再次发生。 |

将自己的想法逐字逐句记下来，如实记录自己的体验，或者描述心智中出现的任何景象；准确地记下自己身体感受的部位以及感受的内容。记录这一切的时候，将它看作一次机会，可以有意识地体验心智中出现的任何想法。

| 第一天 这是什么样的体验？ | 你的身体有什么样的感觉？ | 你觉察到什么样的心境或情绪？ | 你脑海中出现了什么想法？ | 当你写下这些时，有什么想法出现？ |
|---|---|---|---|---|
| | | | | |

我们对不愉快的感受都有自动化的反应倾向，那就是希望去除或离开它们。这种"不情愿"或"厌恶"本身就是不愉快的。如果我们仔细观察，久而久之，就可以将痛苦感受本身与"不情愿"或推开它们的反应区分开来。身体会为我们提供线索——我们会觉察到紧张、收缩或抵抗等与"不情愿"相连的身体反应。我们每个人都有自己的身体感觉模式——可能在面部、肩膀、腹部、双手或胸部——找出你自己的特定模式。

| 第二天<br>这是什么样的体验? | 你的身体有什么样的感觉? | 你觉察到什么样的心境或情绪? | 你脑海中出现了什么想法? | 当你写下这些时,有什么想法出现? |
|---|---|---|---|---|
| | | | | |

> 不希望体验痛苦感受,意味着我们希望与困难或痛苦体验保持距离——我们不希望近距离地观察它们。它们就像隐约具有威胁性的大坏蛋。
>
> 当你用相反的方式对待痛苦体验时,仔细觉察都发生了什么,请将注意力靠近它们——去觉察它们的不同组成部分——身体感觉、感受和想法。

| 第三天<br>这是什么样的体验? | 你的身体有什么样的感觉? | 你觉察到什么样的心境或情绪? | 你脑海中出现了什么想法? | 当你写下这些时,有什么想法出现? |
|---|---|---|---|---|
| | | | | |

| 第四天<br>这是什么样的体验? | 你的身体有什么样的感觉? | 你觉察到什么样的心境或情绪? | 你脑海中出现了什么想法? | 当你写下这些时,有什么想法出现? |
|---|---|---|---|---|
| | | | | |

通常我们对痛苦体验的描述都是些故事——思维就是这样被激发的——这些故事创造了我们的痛苦,并让我们继续从中受苦。例如,我们会告诉自己,"我不应该有这些感受。为什么我这么愚蠢脆弱?"或者我们会问自己,"如果这些再发生怎么办?"然后我们会感觉更糟。

看看自己是否可以觉察到那些促进和增加了痛苦感受恶性循环的思维方式。

| 第五天<br>这是什么样的体验? | 你的身体有什么样的感觉? | 你觉察到什么样的心境或情绪? | 你脑海中出现了什么想法? | 当你写下这些时,有什么想法出现? |
|---|---|---|---|---|
| | | | | |

| 第六天 这是什么样 的体验? | 你的身体有 什么样的感 觉? | 你觉察到什 么样的心境 或情绪? | 你脑海中出 现了什么想 法? | 当你写下这 些时,有什 么 想 法 出 现? |
|---|---|---|---|---|
| | | | | |

本周结束时,花几分钟对不悦体验日历的体验进行反省。将任何学习或觉察到的、值得记忆的事情记下来:

_____

_____

_____

_____

_____

_____

_____

_____

_____

_____

_____

_____

_____

感谢你在第三周日常练习中给予全心全力的投入和意愿。

## 大自然的平和

如果对世界的绝望之情在我心中生长

我会在午夜最沉默处醒来

恐惧着自己和孩子们的生命将何去何从

我会躺在鸭子们休憩的美丽水面上

以及白鹭觅食的地方

我进入大自然的平和中

它们不会因为预见生活的痛苦所累

我进入平静水面存在的当下

我感觉到头顶那些白天消失的星星

正怀着它们的光芒等待

片刻后

我休憩在这个优雅的世界中

得以自由解脱

温德尔·贝里

# 第四周　识别规避反应

## 介绍

我们对不悦和不适的情绪感受，会有不同类型的反应。

杰克："今天上午我觉察到内心有种难过的情绪。我咬紧牙关，强迫自己不要去理会它。我可以感觉到在对抗这种情绪时，整个身体都是紧绷的。"

罗维："我焦虑的时候，会在脑子里一遍又一遍地考虑各种可能的灾难和困难，'如果……如果……如果？'，努力地想出各种办法来让事情变得可控。"

文斯："昨天，我又感受到了那种无论如何我都不愿意再体会的感受。我就像丢了魂一样。"

玛丽亚："当我觉得情绪低沉或忧伤的时候，我的心智就会老调重弹地翻出那些旧事，它们可能会解释为何我会有这种感觉；最后我会一遍遍地回顾过去——我到底做错了什么？我说错了什么？我为什么会有这些感觉？"

> 琼："今天我要乘坐的公交车迟到了。我对公交公司愚蠢的组织能力感到愤怒——然后我又因为自己竟然被这种小事扰动而感到愤怒。"

> 安妮："今天下午老板因为我准备的一份报告批评了我。我真的非常激动——我感到压力太大了，自己必须做些什么事情，以至于我几乎没有意识到自己在做什么。"

上面这些有没有让你感到似曾相识？花几分钟时间思考一下，当事情出错或者遇到痛苦或困难情绪时，你自己会如何反应？回顾一下上周的不悦体验日历中自己的觉察内容，可能会有所帮助。翻到 119—120 页的表格，看看自己的体验。

从表面上看，杰克、罗维、玛丽亚、文斯、安妮和琼的反应各不相同。但是深入挖掘就会发现，他们都是被相同的内在需求所驱使——回避现实的不快或痛苦情绪体验。

这种根深蒂固的习惯，我们每个人都有，叫作**规避反应**。

规避反应是指，对于那些自认为不愉快的事物，我们会极力地进行回避、逃离、摆脱、自我麻痹，或者去摧毁它们。

这就是被迫行动模式背后的力量来源，它让我们深陷于抑郁、焦虑、愤怒、压力等负面情绪中。

## 规避反应剖析

如果你仔细地探究一下，自己是如何与痛苦感受相联系的，那么你会发现有两个关键步骤。

**第1步**：痛苦感受出现；

**第 2 步**：你的心智对痛苦感受进行反应，试图用这种或那种方式来逃避对这种感受的体验，或者逃避引起感受的事物。

用杰克、罗维、玛丽亚、文斯、安妮和琼的例子来说明这两个步骤，具体如下：

|  | 第 1 步 | 第 2 步 |
|---|---|---|
| 杰克 | 悲伤感 | 对抗 |
| 罗维 | 焦虑感 | 担忧 |
| 玛丽亚 | 低落感 | 反刍 |
| 文斯 | 各种极端感受 | 抽离 |
| 安妮 | 感到被批判 | 必须做些什么 |
| 琼 | 愤怒感 | 自我批判 |

通常第 1 步和第 2 步是卷在一起的：我们不会把它们看成是分离的、有区别的；我们只是感觉很糟糕。

如果我们能够深切地熟知这个两步模式，那么我们就可以采用强而有力的方式，将自己从痛苦的情绪中解放出来。

为什么？即便你无法改变第 1 步——痛苦情绪已经出现了，但你仍然可以在第 2 步中使用正念法；你可以解开情绪感受和厌恶反应之间的锁扣。

本周练习的一个核心目标是：开始弱化我们试图逃避或切断痛苦感受的习惯。要想做到这个，你就必须熟知规避反应是如何对你产生影响的。

> 有意识地面对、探究和认识痛苦情绪——以及你对它们的反应——是一种有力的肯定：你并不是一定要除掉它们。相反，你可以有意识地用觉察抱持着它们，看看它们究竟是什么，并对它们进行有意识的回应，而不是自动化的反应。

**规避反应难道不是一种自然反应吗？试图去除或回避痛苦事物，不是很正常吗？**

是的，这确实是自然反应。在人类进化早期，当我们在外部世界遇到危险事件时（剑齿虎，敌人，森林大火等），规避反应能够拯救我们的生命。这就是为什么规避反应本能地深刻根植于我们的内心。

但是当痛苦和困难事件出现在内部世界时，就会出现问题——此时"敌人"是我们自己内在的压迫或威胁性想法、感受、情绪和自我感。没有人可以用快跑的方式逃离这些内部体验——我们不可能通过斗争或试图消灭的方式，来去除它们。

**但是为何对内在体验的规避反应让事情变得更糟？**

首先，规避反应本身就让人感觉不快。正因为如此，我们才希望消除那些引发规避反应的事物。但是当这个事物就是不愉快感受本身时，那么规避反应只会增加痛苦的强度——我们会感觉更糟，而不是更好。

其次，通过意志努力去消除痛苦想法和感受，只会让我们深陷其中，甚至更难以逃脱——我们越是想推开它们，它们就越难推开，最后我们只会精疲力尽，从而制造更多的痛苦体验。

**我如何才能辨识规避反应？**

每个人的规避反应都是不尽相同的。它通常包括：（1）一种大体上"不情愿"的感觉——不希望某些事情发生，不希望有某种体验，不希望成为某种人——以这样或那样的方式，认为我们需要让事情变得不同。这种意愿本身就是痛苦的。（2）身体知觉的典型特征模式——通常是一种想推开的感觉，紧缩感，抵抗感，压迫感，紧绷或者僵硬的感觉。一些人会感觉到面部或者前额的紧缩感。其他人则会有肩膀的紧绷或对抗感，或者下腹部、胸部的紧缩感或紧张感。双手会紧握。所有这些身体感受，也是让人不快的。

在本周的练习中,我们会请你继续探究自己对不愉快体验的身体反应模式,可以从上周的不悦体验日历开始。

### 较少规避地看待负面思维

我们最初发展正念认知疗法,主要目的在于帮助那些曾经罹患抑郁症的人们。我们使用下面的问卷来测量人们头脑中的抑郁症状。但是随着正念认知疗法的广泛使用,我们发现,几乎每个人都认为自己在生命中的困难阶段出现过类似的想法。我们会按原来的方式描述这个练习。如果你的主要问题不是抑郁,没关系,你可以看看这些想法与你有多大关联。

如果你曾经有过深度抑郁,回想那些最抑郁的时刻。下面就是那些抑郁的时刻你的脑海中可能出现的想法。如果你在抑郁时有过某个想法,请在相应想法的 A 列下画"×"。

## 负面思维清单

|  | A | B | C |
|---|---|---|---|
| 1. 我感觉在这个世界处处碰壁。 | | | |
| 2. 我感觉一无是处。 | | | |
| 3. 为什么我总是无法成功? | | | |
| 4. 没人理解我。 | | | |
| 5. 我让人们失望了。 | | | |
| 6. 我觉得自己坚持不下去了。 | | | |
| 7. 我真希望自己能变得更好。 | | | |
| 8. 我很差劲。 | | | |
| 9. 我的生活并非我想要的那样。 | | | |
| 10. 我对自己非常失望。 | | | |
| 11. 一切都很糟。 | | | |

12. 我再也无法忍受这一切了。　　＿＿＿＿　＿＿＿＿　＿＿＿＿

13. 我无法开始。　　＿＿＿＿　＿＿＿＿　＿＿＿＿

14. 我出了什么问题？　　＿＿＿＿　＿＿＿＿　＿＿＿＿

15. 我希望自己处于其他的境地。　　＿＿＿＿　＿＿＿＿　＿＿＿＿

16. 我无法把事情整合起来。　　＿＿＿＿　＿＿＿＿　＿＿＿＿

17. 我恨自己。　　＿＿＿＿　＿＿＿＿　＿＿＿＿

18. 我一点用也没有。　　＿＿＿＿　＿＿＿＿　＿＿＿＿

19. 我希望自己就此消失。　　＿＿＿＿　＿＿＿＿　＿＿＿＿

20. 我出了什么问题？　　＿＿＿＿　＿＿＿＿　＿＿＿＿

21. 我是个失败者。　　＿＿＿＿　＿＿＿＿　＿＿＿＿

22. 我的生活一团糟。　　＿＿＿＿　＿＿＿＿　＿＿＿＿

23. 我活得太失败了。　　＿＿＿＿　＿＿＿＿　＿＿＿＿

24. 我永远也做不好。　　＿＿＿＿　＿＿＿＿　＿＿＿＿

25. 我觉得很无助。　　＿＿＿＿　＿＿＿＿　＿＿＿＿

26. 事情必须有所改变。　　＿＿＿＿　＿＿＿＿　＿＿＿＿

27. 我一定是出了什么问题。　　＿＿＿＿　＿＿＿＿　＿＿＿＿

28. 我的未来没有什么希望。　　＿＿＿＿　＿＿＿＿　＿＿＿＿

29. 一切都是不值得的。　　＿＿＿＿　＿＿＿＿　＿＿＿＿

30. 我无法达成任何事。　　＿＿＿＿　＿＿＿＿　＿＿＿＿

现在，请对照每个想法，在 A 列后画"×"，回想自己最抑郁的时刻，你会多相信这个想法——在 B 列给出分数，从 0（你完全不相信它）到 10（你 100% 相信它）。要清晰地回忆这些很难，但请尽量回想。

然后，再回想自己一点也不感到抑郁的时刻，根据那时对每个想法的认同程度，在 C 列的下面给出分数，同样从 0 到 10。

最后，看看 B 列和 C 列下面的分数，然后把自己留意到的内容，以及自己的反思记在下面：

_____

_____

_____

_____

_____

_____

_____

下面是一些学员在针对抑郁的 MBCT 课程中的反馈：

> **安雅**："我几乎辨识出了所有的想法！在我抑郁时，我100%地相信它们——但是现在一点也不了。"

> **卡洛斯**："我也是！在我极其低落时，我想，事情就是那样的。现在我会问自己，那些想法都是什么？我怎么会相信那些鬼东西？"

> **蒂娜**："为什么以前没人给我看这个？如果医生知道这些，那他们为什么不告诉我？这会让我知道他们理解我的感受。我以为这就是我——我累了，这些事情让我消沉……现在我意识到这是抑郁。如果有人早点告诉我，我就不必承受那么多痛苦了。"

根据我们的经验，对上百名男女性临床抑郁症患者进行的问卷测验表明，他们在两个方面表现非常明显：

1. 绝大多数抑郁症患者都能够辨识出上述问卷中的全部或者一些负面思维。

2. 对这些想法的认同程度，会随着心境出现极大的改变。人们在抑郁时，会对这些想法深信不疑；但是当他们情绪好转后，就没有那么认同，甚至一点也不相信这些想法。

你是否能在自身经验中发现相似的情形？

大多数患有临床抑郁的患者，都有非常相似的负面思维，这个事实告诉我们一个重要的启示：这些想法只是抑郁状态的特征，它不代表我们自己。

当我们感到低落时，会觉得这些想法代表我们的真实本质。但事实上，它们只是抑郁的症状——就像高烧是流感的症状一样。

因此，对这些想法的认同，会随着心境的改变而改变。因为负面想法只是心智或心境抑郁状态的潜在反映而已——它绝不是我们真实本质的准确反映——对这些想法的认同，会随着心境状态的产生而出现，也会随着它们的离去而消失。

当我们可以看到负面想法和抑郁感受的真实面貌时——只是症状，绝非"自己"或真实状态——我们就不需要那么与自己相关联地看待它们，我们就会较少地对它们产生规避反应。

那么心智的其他状态会如何——例如焦虑，愤怒，或者压力过大？

这些心境状态和抑郁的本质是相同的。想象一下，你非常在意他人对自己的评价。你将要在同事面前做一个重要的报告。离报告还有一段时间，你可能会对这些负面思维不屑一顾。然而，那天快要到来时，你越来越焦虑，你的担心似乎即将变成现实。就在报告的那天，你确信会出现一些可怕的后果。然而，你做完了报告，进展很顺利，你感到非常放松。回头看看所有的担心和对可怕后果的预测，你会想"那些想法都是怎么回事"。

聚焦于负面思维以及回想事情最糟的时刻，可能会让你感觉低落和悲伤。如果是这样，此时可能是进行呼吸空间练习的好时机。

## 较少规避地看待心智的负面状态

我们不仅仅是对负面思维产生了个人化的联系以及规避反应。

我们对负面思维的来源——心智的负面状态，也进行了同样的反应。

如果你曾经有过抑郁，那你是否曾因为缺乏精力表现懒惰而产生自责？或者是否因为发觉不再对朋友、家庭感兴趣而备感内疚和自私？由于自己无法像过去那样专心投入，或者反应比以前慢了很多，你是否会给自己贴上愚蠢的标签？

如果这一切并非是个人失败或能力不足的表现呢？

如果这一切只是抑郁的症状呢？

全世界的精神医师和心理咨询师都会使用一些核心特征的出现来诊断抑郁。这些特征包括，疲劳、冷淡、对以前喜爱的事物和活动不再感兴趣、决策困难或者注意力集中有困难（例如工作任务或在家看电视等活动），以及感到伤心、无价值感、对自己苛刻、感到不安或者易怒。医生也会检查是否有体重的增加或减少、胃口变化、睡眠困难（入睡困难，或者早醒），或者在大多数时间感觉迟缓或者容易被激怒。

医生使用这些特征组合来诊断抑郁的事实，给我们传送了一个极其重要的信息：**所有的感觉和变化都是抑郁症的普遍症状——而不是个人失败或能力不足的表现。**

*如果我们能够用真实的面貌看待心智的负面状态，我们就不会过分个人化，更少地进行规避反应，我们就有机会选择一些能让心智状态流过的方式行动，而不是让我们陷得更深，并被困住。*

你对这些想法如何反应？它们如何与你产生关联？这些想法是否出现在你的个人经验中？你可以记下自己的想法：

_____

_____

_____

_____

# 日常练习

在第四周中，我们需要在每周 7 天中进行 6 天的练习：

1. 正念静坐（或者第一天，第三天，第五天进行止念静坐，第二天，第四天，第六天进行正念行走或正念运动）
2. 3 分钟呼吸空间——常规式
3. 补充呼吸空间练习
4. 正念行走

正念静坐：对呼吸、身体、声音、想法的正念与无拣择觉察

本周内每一天，按照音频 11（正念静坐）的指导进行练习；书面指导如下：

## 正念静坐：对呼吸、身体、声音、想法的正念与无拣择觉察

1. 进行正念呼吸和身体伸展练习，具体如前面章节（第 99—100 页），直到自己感觉可以一定程度地安定下来。

2. 将意识聚焦从身体知觉转移到听觉。将注意力聚焦于双耳，然后允许觉察打开，接受自己听到的各种声音。

3. 没有必要去寻找声音来源，或者去聆听特定的声音。相反，尽可能地，只是简单地敞开觉察即可，去接受任何方向传来的各种声音——近处的声音，远处的声音，前面的、后面的、旁边的、上面或下面的声音。向周围的完整的声音空间敞开。留意到明显的声音、不那么明显的声音、声音之间的空隙和声音背后的寂静。

4. 试着单纯地在知觉层面觉察声音本身。当你发现自己对声音进行思考时，重新去直接意识声音的知觉本质属性（音调模式、音色、音量、持续时间等），而非思考声音的含义或者内涵。

5. 如果觉察到自己的注意力离开了声音，那么温和地留意心智去了哪里，然后将觉察重新调整、回到声音上来，一刻接一刻地观察它们升起又消失。

6. 正念聆听是非常有意义的练习，它可以扩展我们的觉察，带入一种更开放的品质。正念聆听练习不一定要与对身体或思维的正念练习一同进行。

7. 准备好以后，放下对声音的觉察，重新集中注意力，去关注自己对心智事件的想法。就像正念聆听时，你会将注意力聚焦于任何声音，去觉察这些声音升起、发展和离开的过程。现在，用同样的方式，将注意力聚焦于心智中升起的想法——觉察想法如何升起，以及它们从心智空间经过和消失的过程。没有必要去控制想法的去留。只是让念头自然地升起，就像正念聆听时只是觉察声音的升起和消失一样。

8. 有一些人觉得这个技巧有用，就像电影院的投影仪一样，想法也是类似地出现在屏幕上。你坐下来，看着屏幕，等待想法或者图像的出现。如果它出现了，你就将注意力放在"屏幕"上，然后让它自然地来来去去。类似的技巧比如，把想法看作云朵或者鸟儿，在广阔无垠的天空飘过或者飞过，也可以将想法看作溪流上飘动的树叶，漂浮在水流上。

9.如果有一些想法带来了强烈的情绪或感觉，无论是愉悦的还是不悦的，试着留意到它们的情绪能量和强度，允许它们如其所是的存在。

10.如果你感到自己的心智变得不太专注，或者变得散乱，或者只是反复陷入思维和想象的剧情之中，那么你可以试着去觉察它们如何影响你的身体。通常，当我们不喜欢所发生的事情时，我们的面部、肩膀、躯体会出现收缩或紧绷感，或者是一种想"推开"这些想法和感受的感觉。看看自己是否能够觉察到这些紧张的身体感觉。觉察到以后，看看是否可以将注意力回归到呼吸和对整个身体的感觉上，并使用呼吸和身体知觉作为锚，来稳定自己的注意力。

11.也许在某个时间点上，你可以探索一下自己是否可能放下特定的注意对象，比如呼吸、声音或者想法，让觉察敞开去接受心智、身体和整个世界中出现的一切。这有时被称为"无拣择觉察"。看看是否可以安住于觉察本身，自然而然地留意一刻接一刻升起的现象，包括呼吸、身体感觉、声音、想法或情绪感受。只是坐着，保持全然的觉醒，不要试图去抓取任何事物，也不要去找寻什么，没有任何计划和目的，除了自身体现的觉醒。

12.当你准备好结束正念静坐时，可以先返回到几分钟的正念呼吸练习。

**每次开始练习时，提醒自己注意体会规避反应。**

● 靠近任何不舒适或者是不愉悦的感受、身体感觉或者想法，觉察自己对它们如何反应，尤其是在身体层面。

● 一点点尝试，看看自己是否可以辨认出规避反应。反感和规避的感受如何？你身体的哪个部分对此有所体验，这种体验如何？如何影响你的思维？

● 你自己的"规避标志"（你辨认出来的规避反应的身体知觉的特

征模式）是什么？

- 熟知自己的规避反应后，如果觉察到它的出现，告诉自己"这就是规避反应"，看看是否会有所帮助。
- 每天在下面的空白中记录自己的观察。

**第一天：出现痛苦的想法、情绪感受、身体知觉时，身体哪个部位最紧张？**

_____

_____

_____

_____

_____

**在正念静坐时还能觉察到其他什么？**

_____

_____

_____

_____

_____

当我感到担忧时，我会感觉到整个身体都很紧张，尤其是面部和肩膀。

非常好的觉察！继续探索身体最为紧张的部分。每次的紧张部位可能是相同的，也可能会有所不同。带着温和、兴趣、正念的觉察去探索，本身就具有疗愈作用。

这里的探索体验意味着将一种友好的、充满兴趣的
注意带到体验中，而不是对体验进行分析和思考。

探索是呈现和疗愈。

第二天：你是否觉察到自己专注于呼吸和专注于声音时，觉察
上有什么差别？

_____

_____

_____

_____

_____

_____

**我还觉察到：**

_____

_____

_____

_____

_____

我喜欢声音带来的空旷感和开放感！

是的，这就好比打开了心智中所有的门和窗！你正在学习如何进行聚焦注意（呼吸）和开放注意（声音/无选择意识）。两者都很有用。同样，了解如何、何时在两者间转换也很有用。

## 聚焦注意和开放注意

本周的正念练习从呼吸的聚焦注意开始。然后将注意拓展——扩展到更广泛的身体感受，然后是声音以及四周空间，最后是广阔的无拣择觉察。

聚焦和开放注意在应对规避反应方面，都有着宝贵价值。

聚焦注意将心智稳定地聚集起来，帮助你处于当下，面对那些不愉快或者不舒适的体验。每当心智的自动化反应将你带到过去，或者引至将来，或者驱使你进入走神状态时，聚焦注意都能帮助你与此时此地重新联结。

开放注意帮助你将意识扩展到一个更大的视角——不仅包括不愉快体验本身，还包括你与体验的联结关系。它可以让你检查是否存在规避反应。

开放注意可以逐渐缓解由于规避反应而引起的身体和心智的紧缩反应——创造一种扩展和包容感。

开放注意还会帮助我们产生一种更加平衡的视角。规避反应中，注意会变得狭窄，只聚焦于那些不愉快的事物——它会将所有体验视为问题。然而，将注意扩展到身体的其他部位，或体验的其他方面，就可以将问题事物与完好而正常的事物联结在一起——我们会发现，并非每件事都存在问题！

第三天：如果你对抗痛苦感受，会发生什么？这种感觉是愉快的还是痛苦的？

_____

_____

_____

_____

_____

**我还觉察到：**

_____

_____

_____

_____

我有点疑惑。当我对忧伤感到担忧或者反刍时，我分明是聚焦于情绪的——但是你们说，反刍是一种规避反应，也就是说想逃避对痛苦感受的体验。你可以澄清一下吗？

我们在进行反刍或者担忧时，其实是在对痛苦情绪进行思考——而不是直接去感受情绪。反刍和担忧本身就是一种微妙的逃避方式，避免百分之百地体验不适和痛苦情绪的全部强度。这里的思考是关于找出方法来逃避痛苦情绪，或者是减少威胁。

**第四天：你对身体的不适感受如何进行反应？**

_____

_____

_____

_____

_____

**你在正念静坐中觉察到其他什么？**

_____

_____

_____

_____

_____

我发现，如果静坐的时间较长，我的双腿就会发麻，背部也感到疼痛。虽然我并不想动，但有时实在太痛了，无法保持不动。

你可以试着有意识地、温和地，将注意力集中于身体不适或紧张的部位，将觉察引入对那些部位的感受。继续对身体感觉进行探索，请记住，你可以在任何时候选择把注意力带回呼吸上，或者带着正念变换身体姿势。

## 练习与身体不适和紧张感受同在

身体不适为我们提供了绝佳的机会，来学习如何有技巧地与各种不适体验共处——包括痛苦的情绪感受。这些技巧可以让我们从抑郁、焦虑和紧张的陷阱中解脱。

留意到身体不适后，看看自己是否可以有意识地将注意力直接带到身体不适最为显著的部位。之后，温和、有兴致地去探索这些部位的感觉。

这些身体感觉具体是怎样的？它们出现在身体哪些部位？它们是否会随着时间产生变化？它们在不同的身体部位，是否有不同表现？这里不是对这些感觉进行思考，而是进行直接的感受和体验。你可以用呼吸把注意力带入身体的紧张部位，就像身体扫描时所练的那样，"吸气时'到这'这个部位"。

通过有意识地将注意力直接引入那些紧张部位，你就扭转了规避反应的自动趋势：试图逃离和逃避痛苦体验。你还为自己创造了机会，来清楚地审视规避反应本身。你还可以开始审视身体的疼痛，看看它们的本质——不是我们必须不惜代价要逃离或去除的"大坏事"，而是持续转移和变化的身体感知模式而已，它们完全可以在觉察中存在并被了解。

### 第五天：当你意识到自己的规避反应时，你对此有何回应？

_____

_____

_____

_____

_____

### 还有其他让你觉得有趣的发现吗？

_____

_____

_____

_____

_____

我努力地想阻止那种"不愿意"和想要推开的感觉，但是没有用——实际上，这似乎让事情更糟。

你确实注意到了一些非常重要的事情。一旦我们看到了规避反应所带来的问题，很自然，我们就想要消除它——但这只会导致更多规避反应。对规避反应最好的回应就是，承认和接纳它的本来面貌（比如告诉自己这是"规避反应"），尊重它，就让它待在那里，直到它自行消失，我们只需用温和、轻柔的觉察持续去探索它对身体的影响。

对规避反应的善巧回应：（1）如其所是地认出它，（2）为之命名（规避反应），（3）尊重它，愿意允许它存在直至消失，（4）带着温和轻柔的注意力，持续探索它对身体的影响。

第 6 天：细心观察规避反应如何影响你的身体——也许是皱眉，胸部或腹部的发紧，肩膀僵硬。这就是你的"规避特征"——把它们填写在下面的表里。

> **我的规避特征是：**
>
> _____
>
> _____
>
> _____
>
> _____

**你还觉察到什么？**

_____

_____

_____

_____

> 我的身体反应会随着时间的变化而变化，但是通常我的规避感受会是前额的紧缩感，肩膀的僵硬感，而且双手会紧握。

> 观察到这些很有帮助。你现在可以把身体知觉模式作为线索，来提醒自己出现了规避反应——下周我们会告诉你如何行动。

## 3 分钟呼吸空间——常规式

本周的每天内，都要进行 3 次 3 分钟呼吸空间练习，练习时间请提前选择好，方法同上周。

看看自己是否可以在没有音频指导辅助的情况下，自行完成呼吸空间练习，如果你觉得有必要重温一下指导语来加强记忆，那么可以使用 110—111 页的指导语。

保持每天的呼吸空间常规练习，每天结束时，请在每个 R 上画圈（你可以在智能手机或者便笺纸上记下每次练习的时间）：

第一天：R R R　　第二天：R R R　　第三天：R R R

第四天：R R R　　第五天：R R R　　第六天：R R R

## 补充呼吸空间练习

本周的每天内，除了计划的固定呼吸空间练习以外，需要进行补充的呼吸空间练习，只要你在日常生活中觉察到自己的痛苦感受，或身体的紧张或对抗感，或者感到无法应对或失去平衡时，都可以随时进行补充呼吸空间练习。

### 在日常生活中使用补充呼吸空间练习

在日常生活中进行呼吸空间练习，是承认其强烈的情绪，我们需要几分钟时间来将觉察引入（思维，情绪感受，身体知觉等），只是允许它们存在，不去评价它们，也不要试图驱赶它们或解决问题（第1步）。

然后"回到根本"，无论在哪里，回到呼吸这个锚定点上（第2步），然后再将觉察引入广阔的对整个身体的意识上（第3步）。这样，你就完成了心智换挡，就可以在下一刻进入更加敏感、平衡的心智状态。

进行呼吸空间练习并非意味着痛苦感受不再存在——关键是现在你的心智已经可以进行正念回应，而不是进行自动化的规避反应。

如果可以，进行完整的3分钟呼吸空间练习。如果实际情况不允许，可以创造性地将练习进行调整，以适应情境。在忙碌的时间里，你可以只是很快地关注心智和身体的状态，与呼吸联结，然后再对整个身体进行觉察。

关键在于，面对痛苦和困难情境，要摆脱自动化反应，养成有意识回应的习惯，不要落入自动化的规避反应中。

呼吸空间练习是正念认知课程的基石。

> 整个 MBCT 的基石，就是学习对痛苦和困难体验
> 进行回应，第一步就是有意识地进行呼吸空间练
> 习，而不是自动化地进行规避反应。

继续保持，在日常生活中进行补充呼吸空间练习，每天结束后，在下面的 × 上画圈记录，可以携带随身卡片或在智能手机上进行记录。

第一天：× × × × × ×　　　第二天：× × × × × ×

第三天：× × × × × ×　　　第四天：× × × × × ×

第五天：× × × × × ×　　　第六天：× × × × × ×

你可以在下面的空格处，详细记录自己某一次由于情境需要，使用补充呼吸空间练习的体验：

_____

_____

_____

_____

**路易斯**："今天我有一个很难的电话要打，按照以往的情况，这件事情会一遍遍地在我脑海里盘旋。我打通了电话，而且能够处理这件事情。通常打完电话后，我还会担心很久。可这次，一切都很好。我没有去想这件事情，它没有再纠缠我。呼吸空间练习对我有非常好的效果。它好像把担忧从我这里带走了，否则整个下午它都会把我的心智搅得一塌糊涂。"

呼吸空间可以给你提供很多机会，让你在日常生活中熟悉规避反应，然后更明智地进行回应。

我们如何才能让自己记住，规避反应会让痛苦体验更糟？

很多人发现使用下面的意象，可以很好地提醒我们这一点，而这个方法已经沿用了 2500 多年。

---

### 两支箭

如果我们被弓箭射中，一定会体验到身体的疼痛和不适。

但是我们大部分人，在被第一箭射中后，紧接着又被第二箭射中——规避反应——也就是由于愤怒、恐惧、悲伤、压力等反应而产生的痛苦，这些痛苦加重了第一箭的疼痛和不适。

更多地，往往是第二箭引发了更大的痛苦。这个意象的关键信息是，我们可以学着将自己从第二箭的痛苦中解脱出来。

为什么？因为第二箭是我们自己射出的！

---

## 正念行走

规避反应有很大的影响，它会将你从当下一刻的存在中带离。

在你的身体里，建立一个正念的临在——一刻接一刻地全然地处于此时此地——是保护心智不受规避影响的最有力量的途径之一。

一个平静、全神贯注、稳定的心智，不太容易被规避的风暴卷走。

如果你的心智可以扎根于身体，可以"脚踏实地"，那么你就像一座大山般强壮、稳定和庄严，可以承受极端的天气而纹丝不动。

你可能会每天都花点时间散散步，哪怕只是从停车场或公交车站走到工作场所，或者是从工作场所走到家。这些时间都为你提供了宝贵的机会，可以利用身体与正念临在相联结。无论如何你都要散步——为什么不把它变成正念练习？

你从脚下开启每天的正念练习，具体使用正式的正念行走法。指导语是音频 7（正念行走），总结如下：

## 正念行走

1. 请找一个合适的地方，你可以来回走动，却不会因为其他人的出现而导致分心。这个地方可以是室内也可以是室外——行走的长度可以是5~10步。

2. 站在行走场所的一端，双脚平行，两脚间隔10~15厘米，膝盖放松，确保可以收放自如。双臂轻松地置于身体两侧，或者双手在身体前方轻松地握住。双目轻柔地直视前方。

3. 将觉察带入脚底，直接去感受双脚与地面接触时的身体感觉，以及身体重量对双腿、双脚以及地面的作用力。可以让膝盖微微地弯曲几次，以便清晰地感受双脚和双腿。

4. 准备好后，将身体重量转移到右腿，觉察一下，当左腿放松而右腿承重时腿部和脚步感觉的变化。

5. 左腿放松后，将左脚脚跟缓慢地从地板抬起，去体会小腿肌肉的感觉，然后继续，将整个左脚柔和地抬起，只剩下脚趾和地板相接触。继续体会腿部和脚步的感觉，继续缓慢地抬起左脚，小心地向前移动，去感受腿部和脚步在空中移动时的感觉，以及脚跟在地板落下的感觉。待左脚其他部位与地板全部接触后，将身体的中心调整到左腿和左脚，然后去体会左腿和左脚由于体重增加而带来的感觉变化，以及右腿和右脚"放空"后的感觉，接着右脚跟离开地板。

6. 待身体中心全部转移到左腿后，将右脚抬起，缓慢地向前移动，细心体会此时腿部和脚步的身体感觉。当右脚跟与地板接触时，注意力集中于右脚，当右脚轻柔地接触到地板时，再将身体重量转移到右腿，同样要觉察双腿、双脚的身体知觉变化。

7. 用这样的方式，从行走场所的一端走到另一端，尤其要关注的是脚底与地板接触时的感觉，以及膝盖向前摆动时腿部的感觉。

8. 行走结束后，停留几分钟，然后缓慢地转身，要对转身时的复杂移动模式保持意识，然后继续行走。

9. 这样来回走动，尽力在脚接触到地面时，对脚部和腿部的身体知觉保持觉察。目光轻柔地直视前方。

10. 如果发现自己的心智已经从正念行走的意识中游离，请温和地将意识送回到脚部与腿部的身体感受上来，就像你在正念静坐中使用呼吸作为锚一样，在正念行走中，你可以将脚与地板的接触感作为"锚"，重新与当下时刻联结。如果心智游离，可以站在那里静止片刻，重新整合注意力，然后再继续行走。

11. 继续步行，时间总共为 10~15 分钟，愿意的话可以更长些。

12. 开始练习时，行走的节奏要比平时慢一点，这样会让自己有机会充分地觉察行走的身体知觉。一旦你习惯了缓慢地带着觉知行走，那么你就可以试着加快速度，直到接近或超过日常行走的速度。如果你感到异常焦虑，也许在开始快速步行是有用的，但是注意要保持觉察，然后慢慢把速度降到自然频率。

13. 尽可能地把正念行走时培养的同样的觉察带到日常生活的行走体验中。

本周内，不必每天都进行正式的行走练习（当然很欢迎你这样做）。你只需要进行一定次数的练习，让自己可以在行走时保持对身体知觉的正念即可。

当你在本周的日常生活中行走时，请记住这种感觉，尽量与正念临在相联结。很多人都会逐渐喜欢这个练习。

苏珊娜："我喜欢正念行走，因为这样就可以在下班后保持觉察。我要去接孩子，有时会行走到学校去。我经常发现自己行走时脚步很重，因为自己太着急，有时会很紧张。

"现在我时常会意识到这一点，我会比平时行走得慢一点，会随着步子呼吸。因此在我接到孩子前，我会保持冷静。

"当我慢下来，一切都变慢了，我对所发生的一切都可以保持觉察。以往十秒可以走完的路，我现在需要花费三四十秒，这非常值得。

"我并不介意迟到那么一会儿。当你对时间有所觉察，如果你愿意，一分钟可以变得非常、非常的长。"

在正念行走中，你知晓自己正在行走，你可以感受行走的过程，与每一步同在，你只是为了行走而行走，而没有要去往的目的地。聚焦就是一刻接一刻地保持对身体运动的觉知，放下所有对身体知觉的想法和情绪感受。

**祝愿你在第四周的练习一切顺利！**

## 野天鹅

你不必完美

不必用双膝跪行，穿越百里沙漠，表示悔改

你只要让本真的你 爱你所爱

告诉我你的失落 我也将告诉你我的

与此同时 世界一如既往

太阳和雨后清亮的鹅卵石

在风景中穿行

穿越草原，丛林

穿越山川河流

还有那只野天鹅

朝着家园的方向

在清澈的蓝天里高高飞翔

无论你是谁 无论你多孤独

世界都在你的梦幻里

洪亮而兴奋地呼唤着你

如那只野天鹅

一遍遍地

昭示你的位置

在这纷繁的万物家园里

玛丽·奥利弗

# 9

# 第五周　允许一切如其所是

## 介绍

痛苦的情绪感受是我们生命的一个部分。它们本身非常具有挑战性。但是，这些情绪感受是否会给我们带来更多的问题，很大程度上取决于我们如何反应。

如果我们对痛苦情感进行规避反应，那么它们就会反弹——我们很快就会陷入更多的痛苦、压力和抑郁之中。

正念认知治疗课程，就是让我们去探究另一种可能性——我们可以带着意识，用一种截然不同的、更加精巧的方式，对生活中的困难和痛苦予以回应——这确实为我们打开了一条迈向自由的道路。

---

### 排队等待

耀西在超市完成了每周的采购工作，然后对长长的收银队伍进行了一番观察。他通常总能找到那个速度最快的队伍。今天，他排在了一个看上去很长的队伍后面，但是每个人手里都只有少量物品。他对自己的选择暗自得意。

队伍最前面两个顾客都很快地完成了结算，现在他前面只有两个人了。第一个人对自己购买的物品改了主意，告诉收银员需要进行更换。他离开了几分钟，然后才返回队伍。耀西感到自己内心升起一些不安。

接下来的顾客，则热火朝天地和收银员讨论起昨晚的球赛。耀西可以感觉到自己内心的挫败和愤怒。

终于轮到耀西结账了。收银员微笑地看着他，很快地说了声"对不起，现在是交班时间了——下一个收银员很快就过来"。耀西觉得一股怒气冲上来，就在他等待时，内心不断地排练着如何高声地与管理者进行争论和抗议。

就在这时，他意识到自己身体出现的隐约的紧张和不适。根据最近参加的正念课程，他意识到这是种提示——规避反应表现。他迅速地对身体进行了扫描，寻找躯干的紧张部位，他发现胸部正中间有一种紧张的痛感。于是他把注意力带到那里，直接体验强烈的身体感觉以及对这种感觉的抵抗，吸气时吸到这里，呼气时从这里离开。

让耀西感到神奇的是，紧张感、愤怒和挫败感，过了一会儿就消失了——就那样不见了。无法用语言形容，耀西只是对新来的收银员报以微笑，然后取出了购物篮里的物品开始结账。

当耀西有意识地面对痛苦情绪和规避反应时，当他经由身体去体会它们时，所有的东西都不见了，奇迹般消失了。

如何理解这里发生的一切？不难看出，情境触发了个体的挫败感。对这种感受的规避反应又将耀西的心智／身体拖进并锁在了一个恶性循环中：挫败→愤怒→规避→愤怒→规避，如此循环。

这个循环根植于规避反应，正是逃避行为让愤怒得以继续。只是试图去接近的行为，虽然简单却非常必要——它将正念转向了身体感受——耀西，很快就中止了这种自我强化的循环。结果就是立刻的平和。

这些体验有力地强化了正念认知疗法的核心信息：**让我们困在痛苦中的，是我们与困难和痛苦的关系——而非痛苦感受和知觉本身。**

像耀西这样迅速的改变并不是经常发生的。通常，转向困难本身，就会削弱规避反应，但是仍然会有一些遗留的不愉快的感受——我们可能会对它们进一步产生规避反应。

那么，接下来怎么做呢？

这里，我们需要允许和顺其自然。

## 允许和顺其自然

允许痛苦情绪感受、思维、感觉和内在体验，意味着我们愿意让它们在觉察中停留，不要求它们有所改变，或成为另外的东西。我们不是陷入与生活的辩论中，而是允许自己的体验如其所是。

> 那么，这是不是就等同于屈从？

> 当然不是！屈从意味着我们并不愿意接受这些体验，但我们感到无助和无能为力——所以只能消极地忍耐。允许和顺其自然则是积极参与，愿意用接受和开放的姿态去体验。这需要有意识的承诺和能量。在允许和顺其自然中，我们可以选择如何回应，而不是成为自动化习惯性规避反应的牺牲品。

在觉察中温和地拥抱它们，就是一种肯定，意味着我们能够面对它、认出它、与它共处。

我们大多数人并不习惯于允许和顺其自然。而且要想一下子完全改变我们与痛苦体验的关系，也并非易事。

13 世纪诗人鲁米（Rumi）在他的诗歌"客房"中，描述了态度转变所带来的巨大力量。

## 客房

人生如同客栈

每天清晨都有客人到达


喜悦，忧郁，卑怯

那些瞬间的觉醒

都是些不速之客


欢迎和款待他们吧！

即便他们会带来许多痛苦

即便他们会粗暴地洗劫你的房间

让你一无所有


依旧，待他们如座上贵宾

也许他只是将你净化

以便迎接新的喜悦


那些阴暗的想法、羞辱和蓄意伤害

你都要笑着在门口迎接

邀请他们进来


无论是谁 都要心怀感激

因为他们每个人

都是来自远方的向导


鲁米

这首诗哪里最打动你？阅读这首诗，体会它字里行间的含义。将自己的想法和建议写下来：

_____

_____

_____

_____

这些太不现实了！我做不到。

这首诗用戏剧性的方式描述了如何怀着欢迎之情去接纳——其实，我们真的可以开始练习和培育自己与困难体验间的新关系。你可以自己体会一下，然后开始本周的练习。

我如何才能对忧郁、羞辱或者卑怯心怀期待？

澄清这一点非常重要。我们并不是一定要喜欢痛苦的想法和感受——就像客栈老板并不一定要喜欢每个入住的客人。但是，他会平等地对待每个客人，不会让客人吃闭门羹！心怀敬意地款待每个客人，迎接每个客人进门，他们愿意住多久就住多久，当他们离开的时候就送他们走。我们是否可以用相同的方式对待那些造访心智的客人？

好的，我应该如何尊敬地对待那些心智访客？

尊重和在意自己所有的体验。你需要接触它们并参与其中。允许你的种种经验在觉察中停留，不论是什么经验，哪怕是规避反应，让经验保持原本的样貌，不要求它们变为其他的模样。

当前我的生命中就有这样的人，他们引发了我一系列问题……对我和我的孩子无情凌虐。我如何才能心怀期待地接纳这一切？

有一点是非常重要的，我们必须理解：这里所说的接纳和允许，指的是对自己的内在情绪感受的接纳。接受的第一步是，看清楚真实发生的一切。如果是某段关系出现了严重的问题，我们可能就需要采取行动了。我们很多人之所以将事情拖延太久，是因为我们不允许自己去看——真正看清楚——到底发生了什么。我们只是不断地自责，或者只是一厢情愿地陷入改变别人的想法，而对方根本就不愿或没有能力去改变。接受你的情绪感受，允许它的存在，怀着宽容和仁慈拥抱它们，这可能会让你更清晰地看到前方的道路。

## 为什么培养允许和顺其自然如此重要？

无论我们在何时经历痛苦的情绪、感觉或者想法，我们都站在了人生旅途的转折点上。

我们所做的选择，不仅会影响我们当前的幸福，也会决定未来的道路。

**选择1**：我们会进行自动化的规避反应——消除负面情绪、身体感觉或思维的需要。

在规避反应中，心智/身体制造了链条上的第一个锁链，让我们陷入更加无望和痛苦的情绪状态中。

**选择2**：我们有意识地心怀意愿，允许那些负面的情绪、感觉和想法停留于此，即便我们并不喜欢它们。

在这条道路上，我们可以迈出强有力的步伐，将心智带到一个新的方向——将自己的基本姿态从"不喜欢"改变为"开放"。

这就让习惯性的自动反应链条从第一环崩裂。所有的体验都将沿着一条新的方向展开，我们不会再陷入抑郁带来的自责，焦虑引发的厌恶，愤怒导致的迷惑，或者压力造成的精疲力尽之中。

　　用觉察拥抱着不愉快的经验，而不去立刻进行膝跳反应式的规避反应，这一点就在此时此刻消解了竭力去除不愉快经验的努力的挣扎和痛苦。

　　改变我们对内在体验的基本姿态，从"不喜欢"转变为"开放"，让习惯性自动化反应的链条从第一环崩裂。

　　在生命的每一个困境体验里，我们都可以抓住机会进行自我探索，将下面两个传统的"真理"应用到生活中：

- 只要不强迫它们，所有的不愉快的情绪都会自行离开。
- 即便处在不愉快的感受中，我们仍然可以体验到一种平和与满足。

## 日常练习

第五周，在接下来的 7 天中至少完成 6 天的练习。

1. 正念静坐：与困难共处

2. 3 分钟呼吸空间——常规式练习

3. 3 分钟呼吸空间——回应式练习，有增加的指导语

### 正念静坐：与困难共处

　　想要放松，请放下想让事情有所改变的举动。

　　面对困难和不快的体验，可以按照下面三个步骤去练习允许和顺其自然。

### 第1步

有意识地，将觉察带到身体上那些与不悦体验相关联的感觉强烈的部位。虽然困难体验最明显的特征是负面思维或负面情绪，但仔细观察你就会发现，身体某些部位的感觉是与这些体验相联结的。

### 第2步

将温和、友善的觉察带到身体的那些部位——那些有紧缩感、紧绷感、对抗感的部位。你可以感受到身体层面上的规避反应吗？

### 第3步

继续将有兴趣的、友善的觉察带到身体上，体会困难经验和规避反应相关的身体感觉，同时允许它们存在。在你用觉察抱持着这些身体感觉时，带着温和的好奇去探索它们——允许它们在这里，同时与它们保持联结。

第一天，第三天，第五天，练习与困难共处，指导语如下。

第二天，第四天，第六天，不用语音指导，安静地练习第4周的正念静坐（128—130页），请记得有技巧地对自然产生的困难体验进行回应。

---

### 邀请困难进入，并通过身体与之共处

1. 开始时，按照之前的描述，练习正念呼吸和身体扫描（第99—100页），当觉得一定程度的安定后，准备按照这段指导语练习。

2. 到目前为止，如果在静坐时觉察到心智被痛苦思维或情绪带离，只需要去觉察心智去了哪里，然后温和而坚定地将注意力带回到呼吸和身体上，或者带回到其他你希望聚焦的部位。

3. 现在，你可以探索一个不同的回应方式。不是把注意力带离痛苦思维或情绪了，现在请允许痛苦想法和情绪在心中停留。然后，将

---

注意力转向身体，看看是否能够觉察到，痛苦的想法和感受带来了哪些具体感觉。

4.当你找到那些身体感觉后，有意识地将注意力转移到感觉最强烈的部位。也可以想象"吸气进入"，然后"呼气离开"这些部位。就像之前的身体扫描那样——不要为了改变身体的感觉，而是去探索它们，将它们看清楚。

5.如果现在没有任何困难或者担忧，而你愿意对这个新方式进行探索，那么请有意识地将生活中某些时刻的困境邀请到你的心智中来——一些你不介意在心智中保留片刻的困境。这个困境不必是特别重要或重大的事件，但让你觉得有点不愉快，或是一个尚未解决的烦恼。也许是一次误解，或者一次争论，或者一个让你感到愤怒、懊悔或内疚的情境。如果心中没有想到现在的例子，你可以从过去的经历中选择一个曾让你痛苦的情境，可以是最近发生的，也可以是很久以前的。

6.聚焦于困扰想法或困境——或者是担忧和紧张感受——请让自己花点时间去感受这些困境和你对其的反应所引起的身体感觉反应。

7.看看自己是否能够察觉、接近和探索身体所升起的感觉，对身体感觉进行正念关注，有意识地将注意力集中于身体感受最强烈的部位，带着欢迎它、拥抱它的态度。

8.也可以试着吸气将意识引入身体相应部位，然后呼出离开该部位，探索这些感觉，观察它们的强度是否一刻接一刻地起伏改变。

9.如果你的注意已经聚焦于身体相应部位，并且这些不悦感受已经鲜活地出现在觉察里，你可以试着深化接纳和开放的态度，引至你所体验的各种感受，告诉自己："它现在就在这里了。我可以对它开放。不管它是什么，它已经在这里了。让我向它敞开。"柔软地向你所意识到的感觉敞开，有意识地放下身体的紧张和阻碍。随着每次呼气告诉自己："柔软些"，"敞开一些"。

10.接下来，看看能否与觉察同在，探索身体感觉以及你与它们的关系，和它们一起呼吸，接受它们，允许它们按本来样貌存在。

11. 请记住，告诉自己"它已经在这里了"，"没关系"，并不是去判断这些起初的事情，也不是说一切都很好，你只是在帮助自己的觉察在此时向这些身体感受保持开放。

12. 你并不需要去喜欢这些感受——不喜欢它们是非常自然的。你可以对自己说，"不喜欢这些感受是正常的；它们已经在这里了；让我向它们敞开吧。"

13. 如果你愿意，可以尝试着同时在觉察中保持对身体的感觉，以及吸气和呼气时的感觉，一刻接一刻地与身体感觉一同呼吸。

14. 如果你发觉自己对身体感觉的注意不再那么集中，那么就只要100%去关注自己的呼吸，以此作为主要的观察对象即可。

15. 如果没有强烈的身体感觉出现，你也可以用留意到的任何身体感觉来探索这个练习，即使它们没有什么相关联的情绪。

允许某个经验只是意味着为正发生的一切留出空间，而不是试图去改变它们的状态。

每天在完成正念静坐后，把自己的体验记下来。

第一天（使用音频指导）
你身体的哪个部位会感到：（1）有困扰；（2）有规避反应，不喜欢的感觉，或者阻抗？如果有，困扰和规避反应之后发生了什么？

_____

_____

_____

_____

_____

还有其他什么感受?

_____

_____

_____

> 我感觉很糟，因为我无法在心智中找到相应的困难情境。

> 没关系——这正是你当前的"困扰"所在，请与它同在——因为不能如你所愿完成练习而产生的不愉快感受。

你在本练习中所使用的困难情境可以是很微小的事件——即使是一种轻微的不适也可以。

第二天（不使用音频指导）

你身体的哪个部位会感到:（1）有困扰;（2）有规避反应,不喜欢的感觉，或者阻抗? 如果有，困扰和规避反应之后发生了什么?

_____

_____

_____

_____

还有其他什么感受?

_____

_____

_____

这个方法对我没有效果——痛苦感受没有离开。

这很正常。要记住，虽然看起来有点奇怪，但我们真的不是去试着改变自己的内在感受。目的是软化我们觉知它的方式——缓和我们对它们的规避反应——规避反应让我们受苦，使我们陷入情绪压力之中。练习中有时感受会自行发生变化；但通常它们不会离开。

杰拉："当我在心智中邀请困扰进入后，会在我的喉部感觉到它。我的嗓子觉得发紧、收缩，就好像有什么东西掐住了脖子，好像无法呼吸——我一点也不喜欢这种感觉。我尝试各种方法来对付它——吸气、放松，等等。但这种感觉就是不肯离开。我开始有点发慌……如果它无法消失怎么办？然后CD上面的指导语告诉我，去觉察自己与身体感觉的关系。以前我不理解这句话的意思，然而我现在意识到，这不仅仅指我嗓子的感觉，同时还包括我不想与这种感受同在的事实！！！我想，'我有没有漏掉什么？还有什么感受是我没有觉察到的？'然后我再次进行身体扫描。我发现，这种'不喜欢'的情绪有自己的身体感觉。它们不仅出现在喉部，还会出现在我的腹部。我非常轻柔地将意识引入这些部位，当我这样做以后，嗓子和腹部的感觉就消失了。这出乎我的意料。因为我没有试着去改变什么。非常明显，我感到惊讶并深受触动。"

就像杰拉在练习中发生的那样，你可能也会在身体上清晰地感觉到，困扰和规避反应在身体感觉上的反应是有差异的——了解了这一点，就算无法改变困扰本身，你也可以去缓和对困扰的规避反应。

第三天（使用音频指导）

你身体的哪个部位会感到：（1）有困扰；（2）有规避反应，不喜欢的感觉，或者阻抗？如果有，困扰和规避反应之后发生了什么？

还有其他什么感受？

第四天（不使用音频指导）

你身体的哪个部位会感到：（1）有困扰；（2）有规避反应，不喜欢的感觉，或者阻抗？如果有，困扰和规避反应之后发生了什么？

还有其他什么感受？

有一个熟悉的老难题——我对于导致这一切痛苦的事情感到愤怒——并且对自己之前未能处理它们而愤怒。

这时，请记得提醒自己，正念疗法的基础是友善。对自己友善意味着要柔和，可以对自己说，"如果不喜欢这些感觉，没关系——不喜欢被这些感觉包围，没关系。"对每时每刻所发生的一切保持友善，就是告诉自己，"好的，你已经在这里了。尽管我不喜欢你，但我允许你在这里。"我们慢慢向它们靠近。我们向自己的恐惧敞开大门；我们铺上红毯迎接它们。

通过有意识地把一种根本性的友善带入所有经验，我们削弱了规避反应的力量——允许一切经验按照其本来的面貌存在，不去评判它或者去改变它。

从这种清晰的观察出发，我们就可以选择应当对什么东西进行改变，如果有的话。

第 5 天（音频指导）

你身体的哪个部位会感到：（1）有困扰；（2）有规避反应，不喜欢的感觉，或者阻抗？如果有，困扰和规避反应之后发生了什么？

_____

_____

_____

_____

还有其他什么感受？

_____

_____

_____

我想到了自己一个患癌症的朋友。我如何对他讲"没关系"呢——因为癌症是个大问题！

对自己说"没关系"并不意味着你的朋友的癌症是没关系的。这些话语是在特定的时刻帮助和提醒你，让你与已产生的情绪感受共处——那些恐惧、愤怒或者内疚——不去挣扎或规避。你是在温和地鼓励自己，去体会那些已经存在的感受，而不是与它们斗争——我们说的"没关系"就是指这个含义。

**玛丽亚：**"当困境出现在我脑海时，我整个身体都变得非常紧绷和僵硬。然后我将它吸入，身体瞬间就仿佛变成了一个巨大的空间……空气进来又出去。你知道，就像刚刚度假回来，你会打开所有的门窗让空气流通……嗯，就是这种感觉……由于困境产生的紧张仍然留在那里。但是，我告诉自己，'哦，你还在那里，但是没关系，风在吹，一切都很好！'然后身体产生了更多的空间，我可以看着它们。

"身体仍然感觉有点紧张，但这种紧张感变少了很多，吸进来的空气都在它周围流动着。起初，身体里只有紧张。因为我如此紧绷，所以其他东西无法进入。我的身体就像一块巨大而坚硬的石头。它如此坚硬以至于我们无法打开，但是接下来它就缩小变成了一块小石子。它仍然是石头……但小了很多。

"这种感觉太好了。我想，以前我只是推开这些感受，压着它不许它浮上来。我以前从来不允许它待在那里。因为我想它会将我淹没。现在，我发现自己可以与它同在了。"

允许／顺其自然将我们从规避反应的捆绑中解脱出来。它创设了一个空间，友善地拥抱困难，而不是与之挣扎。

*通常，允许 / 顺其自然不会即刻消除初始的*
*不愉快感受。*

### 第 6 天 (没有音频指导)

**你身体的哪个部位会感到：(1) 有困扰；(2) 有规避反应，不喜欢的感觉，或者阻抗？如果有，困扰和规避反应之后发生了什么？**

_____

_____

_____

_____

_____

**还有其他什么感受？**

_____

_____

_____

## 3 分钟呼吸空间——常规式

本周的每一天，进行 3 次 3 分钟的呼吸空间练习。像上周那样，在提前设定好的时间里练习。看看自己是否能够在没有音频指导的情况下进行练习。

每天结束后，要对练习进行记录。每次完成呼吸空间后，在下页的表格（练习 3）中的 R 上画圈。

## 3 分钟呼吸空间——回应式练习，有增加的指导语

本周的每一天，除了常规的呼吸空间练习外，还要在其他时刻，在你觉察到痛苦感受、紧张、对抗或者有其他不喜欢的感觉时，进行呼吸空间练习。

　　为了保持该练习的意愿，可以（在智能手机或随身卡片上）记录下每次进行回应练习调整的时间，简单点也可以。每天结束后，在下面的呼吸空间表格的 × 上画圈。

| 天数 | 常规式呼吸空间练习 | 回应式呼吸空间练习 |
|------|------------------|------------------|
| 第一天 | R　R　R | X X X X X X X X X X |
| 第二天 | R　R　R | X X X X X X X X X X |
| 第三天 | R　R　R | X X X X X X X X X X |
| 第四天 | R　R　R | X X X X X X X X X X |
| 第五天 | R　R　R | X X X X X X X X X X |
| 第六天 | R　R　R | X X X X X X X X X X |
| 第七天 | R　R　R | X X X X X X X X X X |

　　你可能希望探索使用下面的拓展指导语（音频9，3分钟呼吸空间——回应式）。

### 使用呼吸空间：增加的指导语

　　你已经练习了每天3次的3分钟呼吸练习。我们同样建议你，在留意到身心困扰时，第一步就是进行呼吸空间练习。你可以在这些时刻使用下面的拓展指导语进行练习。

**1. 觉察**

　　你已经练习过将觉察带入内在体验中，觉察思维、感受和身体感觉中所发生的一切。

　　现在你也许会发现，对发生的经验进行描述和辨识会有帮助——将体验诉诸语言（例如在心里说，"愤怒出现了"或者"这是自我批判"）。

**2. 重新引导注意力**

　　你已经练习过温和地让注意力全然地跟随呼吸，随着呼吸进入、呼出。

此外，你也可以尝试在心中标记："吸气……呼出"或者从 1 到 5 地数呼吸，然后重新开始："吸气，1……呼气，1；吸气，2……"等等。

### 3. 扩展注意力

你已经学习过让注意力扩展到整个身体，觉知到姿势和表情，将此刻的种种身体感觉如其所是地拥抱在觉察中。

现在，你可以扩展这一步，特别是如果有任何不舒适、紧张或抗拒时。如果有这些感觉，你可以在吸气时"吸入"那个部位，呼气时从那里"呼出"，从而把觉察带到那里。随着呼气，"软化"和"敞开"，可以同时对自己说："这是可以的……不论感觉如何，它已经在这里了，让我感受它。"

试着把这种扩展的觉察带到你下一刻的生活中。

---

"愤怒感出现了"，这样说很奇怪。为什么不直接说"我很愤怒？"

告诉自己"情绪 × 出现了"只是简单地描述自己此刻的体验。而说"我很 ×"则强化了对情绪的个人化认同的习惯——"它就是我"——这正是让我们深陷反刍和忧虑的全部故事的开端。改变我们与自己对话的方式，就是减少个人化认同的开始。

回应式呼吸空间，难道不是另一种更聪明的、改变事情的方式吗？

使用呼吸空间法来允许和接受内在体验在此刻存在，与使用它来"有效"地消除痛苦体验，两者之间有一个清晰的区别。关键就在于意图——无论你做什么，只要你有潜在的试图消除痛苦体验的用心，那么事情就会有反弹。挑战之处就是尽量诚实地面对自己，宽容地行动，去探索真正的"接纳和允许"。

本周内请花一点时间，做一些记录，描述自己反应式呼吸空间产生作用的一个情形。

**你遇到了什么样的困境？你的反应如何？它的效果如何？**

---
---
---
---

> **超**："上周一我打算去看望住院的父亲。你永远不会知道，当自己到那里后会发现什么……你会得到很多混杂的信息。周日一早，我醒来后感到不安和混乱。所以我就开始练习，标记'不悦事件，不悦事件，不悦事件'，而我以前从来没有这么做过。我问自己，"现在，你的感受如何？"
>
> "我非常高兴，因为我在体会，'我的胃搅成一团，我的手正紧握着。我感到呼吸困难。'
>
> "……然后我开始呼吸……这些感觉没有恶化……这些感觉没有再一步的进展。我真的感到开心，因为这让自己感觉到一切并未失控。当然，用这个方法没有立即解决所有问题——那些事情仍然存在——但是这个方法确实很有用。"

本章的重点是培养对不悦情绪的痛苦的接纳和允许。也许你会对莱西的描述感兴趣，看看 MBCT 正念疗法如何改变她与身体疼痛的关系。

> **莱西**："2007 年，我遭遇了一场车祸，因而留下了严重的背伤。这个伤痛让我疲惫不堪、痛苦异常，我不得不从大学休学一年。"
>
> "虽然后来我也回到了学业中，但是不得不服用大量的止痛药来对付疼痛。"

"今年春天，我参加了为期8周的正念课程，这彻底改变了我的生活。"

"这个课程帮助我发展了对整个身体的觉察，通过这种觉察，我可以更好地应对疼痛。它教我不要去忽视疼痛，而是接受它的存在。这种做法减少了疼痛对我的思维、情绪和行为的影响。我开始与疼痛重新建立关系，用一种全新的眼光去看待它。它还帮助我校正了姿态。"

"课程结束时，我第一次感到自己有能力摆脱止痛药，可以用简单的正念练习和技术来帮助自己，这可以轻松地运用到日常生活中。"

## 序曲

假如我们没有必要去改变，没有必要努力去变成一个更加有同情心、更加处于当下、更加充满爱意或明智的人，那会怎么样呢？

那么，这会如何改变你的生活？毕竟，这是个无止境地要求我们变得更好的世界。

假如我们的任务只是绽放自己，展示自己的本质即可——温和，同情，能够全然地、满怀激情地活在当下，那会怎么样？

假如问题并非"为何不能成为自己想成为的人？"，而是"为何不想做那个真实的自己"，那会怎么样？

如果真是如此，你会希望学到什么？

其实，成为我们原本的样子，并不需要努力和挣扎，只需要承认和接纳周围的人和事，练习着给予自己绽放的勇气和温暖。

如果真是如此，你会选择如何度过这一天？

假如你明白，那种希望在世界上创造美好的冲动，深深地源自我们的内在，它会指引你只是去留心和等待，那会怎么样？

如果真是如此，你会如何重塑自己的静默和行动？如何改变自己的意愿，去跟随这种冲动，只是接纳然后起舞？

**山居梦客**（Oriah Mountain Dreamer）

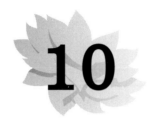

# 10

# 第六周　想法只是想法

## 介绍

约翰正在上学的路上。

他正在担心今天的数学课。

他不确定自己今天是否能够再次控制课堂。

而这并不是门卫的职责。

在开始后面的阅读之前，请先描述一下自己在逐行阅读时是如何理解上述几句话的：

_____

_____

_____

_____

_____

_____

> **卢:**"首先,我想这是个去上学的小男孩,正在为即将来临的数学课担心。然后,突然,我意识到,这不是个男孩,而是个老师。然后,在读到最后一句话后,我才意识到,他不是个老师,而是个学校的门卫。"

这个小练习揭示了很多重要的观点:

- 我们的心智会不断地通过感知觉,对我们接收的一切"赋予意义"。

- 这些意义的得出,通常只是基于少许或片段的信息——我们所赋予的意义通常超出了纯粹的事实。

- 结果,我们创造的意义往往不能反映发生的真实的图景——那就是为何,在这个练习中,我们不得不基于新的信息重复更新观点。

- 我们会不断地在收到的信息基础上额外增加信息,除非有人故意来捉弄我们(如本章开头那样),我们一般不会意识到,其实是我们自己在积极地赋予意义——我们以为自己只是看到了事实。

---

### 办公室

花几分钟时间来想象下面所描述的场景,越逼真越好:

你感到情绪低落,因为你刚刚在工作方面和同事产生了一场争论。不久之后,你看到另一个同事,他/她急匆匆地穿过大厅,说自己有事,不能耽误。

把你脑海中的出现的想法写下来:

_____

_____

_____

_____

---

现在想象这样的场景：

你感到非常开心，因为你和一个同事刚刚由于工作出色被表扬了。不久之后，你看到另一个同事急匆匆地穿过大堂，他／她说自己有事，不能耽误。

把你脑海中出现的想法写下来：

_____

_____

_____

_____

_____

_____

_____

现在回头对比你对两个场景的反应。

对比两个场景后，你有什么发现和想法，请记下来：

_____

_____

_____

_____

_____

_____

_____

_____

_____

卢："在第一个场景里，我会认为那个同事急匆匆地穿过大厅，是因为她对我有敌意，或者是听到了对我不利的什么坏话。我脑子里一遍遍地想：他/她为什么不和我讲话？"

"在第二个场景里，我会认为她需要去参加一个会议。也许会有一闪念'她是不是嫉妒我'，但是这种想法转瞬即逝。"

这是不是很有意思？其实我们遇到的客观情境是完全相同的——同事说她有事不能耽搁——但是我们却产生了两种完全不同的解释，从而导致了完全不同的感受：在第一个场景中是不安和担心，在第二个场景中则不会有这种感受。

我们心智所添加的"额外"信息，会根据我们承接经验的心智框架而发生变化。我们的心智框架会从其他事物中映射出与我们相关的部分。不同的解释反映了不同的心智框架。争论设置了自我批判的心智框架；表扬设置了一个更加积极的自我框架。

心智框架——解释——感受

我们对事件的解释反映了我们所附加的部分，这部分绝不亚于甚至超过了事实本身：

**想法不是事实**

（即便那些声称自己就是事实的想法也不是事实！）

情绪和感受会有力地影响我们心智框架的形成——心智框架就是我们看待世界的镜头。这反过来也塑造着我们的思维模式。

就心境而言，思维模式通常会回应那个塑造它的情绪，反映出相同的情绪特征——无助感会导致无助的想法，友好的感觉则会引发仁慈的想法，等等。

### 情绪引发相关的思维模式。

当情绪和思维如此交织起来时，那些思维模式就强化了产生其自身的情绪。如此，情绪就可以自我持续，同样，情绪与思维的紧密联系让想法看起来非常真实。

> 当想法与情绪交织起来时，想法就会变得令人信
> 服，从而难以看出它只是想法而已。

这就是将我们拖入痛苦情绪的恶性循环。

好的，如果我用这种方式理解事物，接下来会如何？我对此应该做些什么？

不管怎样，我们需要从情绪或想法的控制下解脱出来。
通常，我们的想法是一个很好的摆脱起点——认出我们的想法，就会抽丝剥茧进入心智深处。

认出想法以后怎么办？

关键是学习与想法建立新关系——要把想法看作想法本身，看作心智中升起和湮灭的心理事件——而不是真实的"事物本身"。这样，你就可以将心智和身体从思维—情绪循环的掌控中解脱出来，正是这个循环将我们拖入了情绪痛苦之中。
这种关系改变就是本周日常练习的重点。

## 日常练习

这是第六周，本周内 7 天需要进行 6 天的练习：

1. 正念静坐——侧重于将想法看作心理事件

2. 3 分钟呼吸空间——常规式

3. 3 分钟呼吸空间——回应式，聚焦于想法

此外：

4. 设置早期预警系统

## 正念静坐——聚焦于将想法看作心理事件

每天按指导完成至少 40~45 分钟的正念静坐（从以下音频中进行选择：10 分钟正念静坐，20 分钟正念静坐，正念伸展与正念呼吸，正念静坐，探究困难的正念练习）。关于 40~45 分钟的正念静坐，你可以将两次 20 分钟正念静坐合并，或者将一次 20 分钟正念静坐和两次 10 分钟正念静坐合并起来，或者只完成一个 40 分钟的正念静坐。每天你可以尝试和体验不同的组合方式。

无论你使用什么样的正念静坐练习，请记得提醒自己探索将想法看作想法本身——只是经过头脑的心理事件而已，它们不代表"你自己"，也不等于"事实"。

### 将想法视为心理事件的三种练习

**方法 1**：当你意识到自己的注意力从当前聚焦点（呼吸，身体或者声音等）离开时，要暂停并留出足够长的时间，识别此时此刻的想法、意象或者回忆。然后安静地告诉自己"思考"，以此提醒自己，将这些想法看作只是想法。尽可能轻柔和仁慈地，将注意力重新带回到聚焦点，例如呼吸、身体或声音上。

**方法 2**：将想法作为注意力的首要目标。就像在对声音的正念练习中那样，觉察任何出现的声音，留意它们的出现、发展和消失。用同样的方法，将觉察带到心智中升起的想法上。

想象或比喻在这里可能会有帮助。你可以像下面这样，将觉察转向想法：

- 这些想法就像电影院的投影仪一样，被投射在屏幕上。你坐着，看着屏幕，等待着想法或者图像的出现。当它出现后，你就将注意力放在"屏幕上"观察它，如果它消失，那就顺其自然放下他。

- 想法就像登上一个空旷的舞台，然后从另一面离开。
- 体会内心就像浩瀚空旷的天空，各种想法就像是云朵或者鸟儿，它们从天空飞过。
- 把想法看作溪流上漂浮的树叶，随溪流而动。

开始时，这个练习每次不要超过3分钟或4分钟——没有人可以这样轻易地将注意力直接聚焦于想法。你也可以自己探索不同的比喻，或者完全不用比喻。

**方法3**：如果你觉察到某些想法带有很强的情绪色彩，或者它们似乎有一定的侵入性或者过于持久，请记得，情绪是身体感觉、感受和想法的"集合"而已。简单地将想法看作想法。然后"放开"这些想法，"落入"身体，去探索产生这些想法的情绪所带来的身体感受。将觉察直接带至身体中感觉最强烈的部位——就像上周"与困难共处"练习中所做的那样。

## 第一天

通过用"思考"二字来提醒自己，将想法看作想法，然后将注意力回归呼吸，这个方法效果如何？

_____

_____

_____

_____

**你还觉察到什么？**

_____

_____

_____

我发现"回到呼吸"有点变得自动化了。暂停的感觉很棒，可以有时间来看清事物，更有意识地放下这些思维。

这非常好——这些简单（却不容易）的动作——暂停，辨认，标签，放下思维，经过一遍遍的重复，就会变成强有力的方法，帮助我们与思维建立截然不同的关系。

## 联想训练

我们不需要和这些思维进行斗争，也不需要试图去评价它们。一旦意识到想法的出现，我们只需简单地选择不跟随它们就好。

当我们在思维中迷失时，认同就会非常强烈。想法席卷了心智并将心智带走，在很短的时间内，它们可以将我们带到很远的地方。我们跳上了联想的列车，却浑然不知，当然我们也不知道列车的终点。在途中的某个点，我们可能会醒来，然后意识到我们搭乘着思维的列车疾驰了很远。当我们离开思维的列车，我们可能会发现自己处于一个与上车时完全不同的心智环境。

让我们练习一下，你可以闭上眼睛，想象自己坐在电影院里，盯着空白的屏幕。只是等着念头的升起。它们是什么样的念头？它们怎么了？思维就像魔术一样显现，如果迷失在其中就觉得很真实，但如果仔细检查它就会消失。

但是那些会强烈影响我们的想法，它们是怎么一回事？我们不停地看着，看着，看着，然后突然——哇！我们就迷失在其中了。这是怎么发生的？那些一再捕捉我们的心智状态或特定思维，到底是什么？为何我们会忘记，那些不过是心智中掠过的幻象而已？

我们所拥有的思维，以及它们对生活的影响，取决于我们对事物的理解。如果我们能够清明而有力，只是将思维看作不断升起、掠过的事物，那么无论心智中出现何种思维，都不会有所影响；我们可以将思维看作一场表演秀。

思维会产生行为。行为则会导致所有的结果。我们应当投入于哪些思维中？我们的巨大任务就是将心智中的想法看得清清楚楚，然后选择对哪些付诸行动、对哪些予以忽视。

约瑟夫·戈尔茨坦

### 第二天

当你直接将注意力聚焦于想法本身时，发生了什么？有什么想象或比喻对你而言比较有用？

_____

_____

_____

_____

_____

**还留意到其他什么？**

_____

_____

_____

当我第一次试图聚焦于想法时，它们就全部消失了！然后，我像看电影一样去关注它们，在"旁观"状态下我只能保持几个想法，然后就陷入行动阶段了。接着，我开始想，我永远都无法完成这个练习。

这些都是非常普遍的体验。如果能将有关练习的想法（例如"我永远都不可能做到这个"）也包含到这个练习中——将它们看作从心智经过的心理事件，那会非常有用。这样，它们就不会再让你不安或泄气。你可以将它们看作从影院椅子后面传来的声音。

它提醒了我上周某天发生的事情。我正挣扎着全神贯注地进行练习。我的心智塞满了与工作相关的事情。我不断地告诉自己：回到呼吸上来，回到呼吸上来，回到呼吸上来！我真的觉得这对我没有任何好处——其实让我变得更糟。然而发生了一些事情。我意识到"这对我没有益处"其实是另一个想法——一个潜在的、隐藏的想法——"它让我觉得更糟"也是同样的想法。我在舞台上寻找念头，但它们根本没有出现在舞台上。它们从另一个地方冒出来，就像你说的那样。一旦我发现它们，一切都变得神奇——绝望的感觉消失了。与工作相关的一切事物还在，但它们不再像以前那样沉重。结束时，我真的觉得很好奇，我居然可以这么早就看清它们，因此我不再轻易迷失。

绝对的……这就好像是有些想法乔装打扮过，所以你都没有发现它们爬过你的意识——它们巧妙地伪装在感觉背景中，然后因为"不想有"这些感觉的反应而被发现。这可能会很难，不是吗？花点时间倾听"背后的声音"是非常有用的，然后将注意力转移到身体上，去探索这些微妙的想法可能催生的情绪。

### 第三天

遇到那些强烈的、侵扰性的，或者持续的想法时，你做何反应？具体发生了什么？

_____

_____

_____

_____

_____

**还留意到其他什么？**

_____

_____

_____

明天和老板见面的担忧不断地侵入我的脑海。我不停地告诉自己这是"想法",回到呼吸上来,但是它们仍然不断出现。

不断地尝试,这做得很好!记住,带有情绪的想法不过是情绪"集合"中可以看到的冰山一角而已。"冰山"的巨大部分——身体知觉和情绪感受——是隐藏的。很多人发现这个方法有用:当与情绪相关的想法出现时,承认这些想法,然后落入身体,将觉察带到由于这些想法而产生身体知觉和情绪感受的部位。

正念让我们将想法看作整个集合体的一部分。我们直接聚焦于引发想法的情绪感受,而不是陷入想法本身。带着正念,温和地探索:"我此刻感受如何?"

**露易丝:**"我度过了艰难的几周,心情也很低落。我知道,通常,我极有可能彻底沦陷,全然抑郁。那天我正在医生办公室,和一个孩子在一起,我感到非常压抑,因为我不得不请假去医生那里。我一面想'老板会说什么?',一面想着'我为什么不能来这里?我有权利来这里',如此这般。

"我注意到发生的一切,但是与往常不同,以前我会告诉自己不要那么傻。那天,我停留了几分钟。我承认自己的感觉:愤怒、疲惫、混乱,担心女儿。然后我觉得自己的视角变得开阔,我可以对自己说,'有这些感觉没什么,没关系的。'我允许那些感觉存在,没有去驱赶它们——结果它们就那么放松离开了。"

第四天

你对自己脑海中出现的想法持什么态度？你会不耐烦、恼怒，希望它们离开吗？还是接纳的、有兴趣的，或是对它们持中性态度？

_____

_____

_____

_____

还留意到什么？

_____

_____

_____

我对自己感到惊喜。和往常一样，焦虑和自我批评的想法汹涌而出。但是我心中的一个角落提醒我只是看着想法。然后我就开始对自己的想法产生兴趣，而不是试图去和它们斗争、驱赶它们。

太棒了！这正是正念练习所希望带来的视角变化——正念给予我们不同的立场。当想法和情绪奔泻而来时，我们就像被卷入水流的漩涡中心，我们移动身体，站在瀑布之后。我们看着想法和情绪奔流而去。它们离我们很近。我们可以感受到它们的力量，但是，它们不是我们自己。

和往常一样，友善是有技巧的练习的基础。对自己想法的友善意味着温柔地提醒自己，想法不是敌人——允许它们待在那里，用一种友好的、感兴趣的觉察抱持着它们。

对自己友善意味着在此刻，允许自己按照此刻的样子存在。

### 第五天

将自己能够辨识的任何熟悉的、陈旧的思维模式写下来。它们有怎样的影响？

_____

_____

_____

_____

**还留意到其他什么？**

_____

_____

_____

> 很多旧模式：我不够好。我做不到。如果……会发生什么？它们都是惯犯！

> 幽默是个不错的同盟。一旦你可以看到这些旧模式的本来面目，那就给它们一个怪笑，然后欢迎它们进来。这样，你就可以剥夺它们的力量，它们将无法扰动你、控制你。

---

#### 心智中最无益的 10 种思维

如果你能够对心智进行足够多的观察，并且看到相同的陈旧思维一遍又一遍地出现，你就会发现自己不再像以前那样容易上当了。

对自己的常见思维模式进行命名，这会很有帮助，你会在它们出现时立即辨认出来。这样，你就会说，"哦，我认得这些模式。这是'我无法忍受老板'模式，或者'没人知道我工作有多辛苦'模式。"这种对思维模式本来面目的辨识，会在你和思维之间创造一个空间。最后，你就可以清楚地看到这些旧模式，然后它们就无法扰动你了。

看看你是否能够认出自己最明显的 10 个无益的思维模式，在下面为这些"惯犯"填好记录卡：

模式 1＿＿＿＿＿＿＿＿＿＿＿＿＿＿＿＿＿＿＿＿＿＿＿＿＿

模式 2＿＿＿＿＿＿＿＿＿＿＿＿＿＿＿＿＿＿＿＿＿＿＿＿＿

模式 3＿＿＿＿＿＿＿＿＿＿＿＿＿＿＿＿＿＿＿＿＿＿＿＿＿

模式 4＿＿＿＿＿＿＿＿＿＿＿＿＿＿＿＿＿＿＿＿＿＿＿＿＿

模式 5＿＿＿＿＿＿＿＿＿＿＿＿＿＿＿＿＿＿＿＿＿＿＿＿＿

模式 6＿＿＿＿＿＿＿＿＿＿＿＿＿＿＿＿＿＿＿＿＿＿＿＿＿

模式 7＿＿＿＿＿＿＿＿＿＿＿＿＿＿＿＿＿＿＿＿＿＿＿＿＿

模式 8＿＿＿＿＿＿＿＿＿＿＿＿＿＿＿＿＿＿＿＿＿＿＿＿＿

模式 9＿＿＿＿＿＿＿＿＿＿＿＿＿＿＿＿＿＿＿＿＿＿＿＿＿

模式 10＿＿＿＿＿＿＿＿＿＿＿＿＿＿＿＿＿＿＿＿＿＿＿＿

你也可以在接下来的几周接着做这个记录——你也不一定要找出 10 个！

## 第六天

你的想法以何种形式出现？它们是声音、图像、图片？还是没有语言、没有形象的"意义"？如果是词语，它们的基调是什么样的？

＿＿＿＿＿＿＿＿＿＿＿＿＿＿＿＿＿＿＿＿＿＿＿＿＿＿＿＿＿＿＿

＿＿＿＿＿＿＿＿＿＿＿＿＿＿＿＿＿＿＿＿＿＿＿＿＿＿＿＿＿＿＿

＿＿＿＿＿＿＿＿＿＿＿＿＿＿＿＿＿＿＿＿＿＿＿＿＿＿＿＿＿＿＿

＿＿＿＿＿＿＿＿＿＿＿＿＿＿＿＿＿＿＿＿＿＿＿＿＿＿＿＿＿＿＿

＿＿＿＿＿＿＿＿＿＿＿＿＿＿＿＿＿＿＿＿＿＿＿＿＿＿＿＿＿＿＿

**还留意到其他什么?**

_____

_____

_____

我的思维似乎是个综合体。有一些想法是以清晰的声音出现的,它们不停地在我头脑里唠叨。还有一些则以图像的形式出现:当我感到被拒绝时,我能够看到朋友们挤在一起欢声笑语,而不包括我。

有些人的思维主要以语言形式出现,有些人则主要以图像形式出现。有时候也可能只是能感受到意义,并没有声音或图像。当同样的情绪不断出现时,它就值得我们好好审视,看看头脑里有没有图像出现,来揭示这些情绪的本质——可能就是这些让情绪持续下去。

"仔细观察,你会感到震惊,我们竟然不知不觉地给予那些不请自来的想法那么大的权力:'这样做,那样说,记住,计划,沉迷,判断。'它们有着使我们疯狂的潜力,并且它们经常能成功地做到!"——约瑟夫·戈尔茨坦

### 3分钟呼吸空间——常规式

本周内每一天,都要完成3次3分钟呼吸空间,具体练习时间需要提前设定,做法与上周相同。

为了保证练习正常进行,每天结束时,请在第181页表格每次呼吸练习对应的字母 R 上画圈。

### 3分钟呼吸空间——回应式,聚焦于想法

本周内每一天,除了常规式的3分钟呼吸空间以外,只要你觉察到痛苦情绪出现,或者觉察到有让自己不适的想法,那么就开始

进行呼吸空间。

| 天数 | 常规式呼吸空间练习 | 回应式呼吸空间练习 |
|---|---|---|
| 第一天 | R R R | X X X X X X X X X X |
| 第二天 | R R R | X X X X X X X X X X |
| 第三天 | R R R | X X X X X X X X X X |
| 第四天 | R R R | X X X X X X X X X X |
| 第五天 | R R R | X X X X X X X X X X |
| 第六天 | R R R | X X X X X X X X X X |
| 第七天 | R R R | X X X X X X X X X X |

*如果想法对自己产生威胁，那么第一步就可以*

*进行呼吸空间（可以非常简短）。*

如果在进行了一次呼吸空间后，负面思维仍然缠绕着你，那你可以有如下选择。

**方法1：** 你可以重新投入日常生活，带着通过呼吸空间获得的对思维转变的视角，哪怕这个转变很小。

**方法2：** 你可以继续对推动想法的情绪保持正念，聚焦于它们带来的身体感觉。重复上周的第3步的指导语（161-162页），可能会很有帮助。

**方法3：** 你可以聚焦于消极想法本身，按照下面方框内所描述的一个或多个策略去进行探索。

---

**呼吸空间：用不同的方式看待想法**

1.简单地看着想法在觉察中来来去去，不必去跟随它们。

2.提醒自己把负面想法看作心理事件，而不是事实本身。

3.把想法写在纸上。这会让你用一种更冷静的方式去看待它们，

---

减少情绪化和淹没感。在拥有一个想法和把它写下来之间的暂停提供了一个采纳更宽广视角的机会。

4. 看看自己是否能够辨识出一个思维模式，可以成为最无益处的十个思维模式之一。

5. 带着友善和仁慈，聚焦于那些催生想法的情绪，问自己"现在有什么情绪感受"，"我在身体上如何体验这些情绪"。

我已经被各种形式的呼吸空间搞乱了。我如何才能记住它们都是什么内容，以及我在哪些特定的时间使用哪种形式的呼吸空间？

在所有的困难情境中，第一步要做的通常是进行基本的呼吸空间。你可以假想，这个方法会将你带到一个大厅，然后大厅外有很多扇门——你要穿过大厅进入其中一扇门。每扇门都会为你提供一个不同的机会：重返生活，身体，想法（下周我们会引入另一扇门）。

我们鼓励你随着时间的推移，去探索所有的门。如此一来，你就可以为不同的困难情境找到一个最熟悉的反应方式。聚焦于真切的身体感受，在很多时候都是个很有用的普遍规律。随着时间的推移，你会发现自己使用的呼吸空间的方式会变成你最忠诚的朋友。

本周请花些时间，对自己使用回应式呼吸空间应对困难想法、并且很有帮助的**一个情境**进行描述。

**这些想法是什么？你的反应如何？效果怎么样？**

_____

_____

_____

_____

_____

> **布德**："我会突然想起某个人两周前说的某句话——我猜她是什么意思；她为什么那么说？——我的心智就是那样，迅速跑来跑去。
>
> "然后我想起了这句话——想法不是事实。这句话确实触动我了。想法不是事实，甚至那些声称它自己就是事实的想法，也不是事实。因为如果你脑海里产生了那些可以说出的想法，那么它们就不是真的，千真万确！你现在在这个屋子里，环顾四周看看屋子里的东西。然后另一些想法又回来了——但是她确实那么说了。这些确实发生了。然后，我可以挑选脑海里的其他语句，即使这些语句声称自己就是事实（笑）。然后，我开始进行呼吸空间，通常我会发现这些念头就消失了。"

## 建立早期预警系统

正念认知疗法课程最初的设计目的，是帮助那些曾经罹患抑郁的人发展出一些技巧和理解，来采取行动避免再次深陷抑郁。接下来的部分主要是写给这样的人群。

但是我们发现，这个方法同样可以用来识别其他挑战的早期症状，例如感到精疲力尽，压力过大，或者过分焦虑，等等。所以，尽管抑郁并非你的主要问题，但你可能发现这部分内容同样很有帮助。

> **如果你能够在心境恶化时尽早进行回应，那么你的行动就会更为有效。**

建立早期预警系统的第一步，就是识别你的早期预警信号（有时也叫作复发先兆）——就是那些可以告诉你心境开始急转直下的模式特征。如果听之任之，你就会再一次陷入抑郁或者其他痛苦的情绪中。

下面是之前的 MBCT 课程学员列举出来的、陷入恶劣心境的症状。其中一些可能同样适用于你；也有一些可能不适用于你。你可以按照这些来检查一下，哪些与你的体验类似。

睡眠增多或睡眠减少，会不时醒来，并且难以再次入睡 □

放弃身体锻炼 □

不想见人 □

很容易疲劳 □

饮食增多或者饮食减少，对食物不感兴趣 □

不想做事（查看邮件，付账单等）□

对自己或他人感到烦躁 □

被负面思维或情绪占据——发现它们很"难缠"，难以摆脱 □

做事拖延，最后期限总是一拖再拖 □

在抑郁（或者其他不良心境状态）试图卷土重来时，你会有什么症状出现？回想你过去的经历，尽量地回忆出一些可以识别心境恶化的早期预警模式。可以使用下面的问题作为指引。

有时其他人会比你自己更早地意识到你的变化。如果你觉得可以接受，那么就选择一个你信任的、非常了解你的人，而且他可以经常见到你，配合你进行觉察，之后主动回应而非被动反应。

## 抑郁的早期预警系统

**什么东西会触发你的情绪困扰或者抑郁？**

_____

_____

_____

_____

_____

_____

- 触发你的可能是外部事件（发生的事情）或内部事件（例如想法、情绪情感、记忆、担忧等）
- 不仅要关注大的触发事件，也要关注微小的触发事件——有时一些看似细小的事件可能让你的心境急转直下。

当你开始感觉到心境低落或者情绪可能开始失控时，心智中会出现什么样的想法？

_____

_____

_____

_____

_____

_____

_____

你同时还会觉察到哪些情绪？

_____

_____

_____

_____

_____

_____

_____

**你的身体有什么感觉?**

_____

_____

_____

_____

**你想去做什么?**

_____

_____

_____

**哪些陈旧的思考或行为习惯可能让你不明智地困在了痛苦的心境中?**（比如，思维反刍，试图压制或逃离痛苦的想法和情绪，与它们争斗而非允许并探索它们）

_____

_____

_____

_____

**过去有哪些东西阻碍了你对预警信号的觉察和探究?**（例如回避、否认、转移注意力、无助感、使用酒精、争论、责备家人或同事）

_____

_____

_____

_____

你在早期预警系统中如何引入朋友或家人的力量？

_____

_____

_____

> 这种回顾过去的方式很可能会在当下重新唤起一些悲伤情绪。如果确实如此，此时此刻是个很好的时机来进行 **3 分钟呼吸空间**。

下周我们会探讨当你检测到早期预警信号时，你可以采取哪些行动来应对。

现在，你可以为自己创建一个"早期预警系统的'执行摘要'"，这包括最重要的 5 个信号，来描述你的早期预警信号（复发先兆）。

### 我的早期预警信号（复发先兆）

能够让我知道，我的生活可能会失控，或者抑郁会重新掌控生活的五个关键信号：

1._____

_____

2._____

_____

3._____

_____

4._____

_____

5._____

_____

## 从思维中脱身

如果能够看清楚想法不过是想法，它们既不是"你自己"也不是"现实"，这一点所带来的解脱感是非同寻常的。例如，你头脑中有一个想法：今天必须完成一定数量的事情，如果你将它看作"真理"，而没有意识到它只是一种想法，那么你在那一刻创造了一个现实，在其中你相信所有的事情都必须在今天完成。

一个叫作彼得的心脏病患者，很希望避免心脏病复发。可是一天晚上，他遇到了戏剧性的一幕：他发现自己在晚上10点打开远光灯在车道上洗车，这让他震惊，他觉得自己根本不应该这样做。但这几乎不可避免，因为他这一整天都在极力地完成每一件他认为必须在今天完成的事情。当他看到这一切，他同时也看到了另一件事情，那就是自己根本没有质疑那个最初的信念：所有的事情都必须在今天做完。因为他已经完全被这个信念所俘虏了。

如果你发现自己也有类似的行为，那么你可能也像彼得一样，会有种驱使感、紧张感，会莫名地感到焦虑。所以，如果在静坐练习时，那种"今天必须完成某件事情"的想法一出现，你要知道那不过只是一种想法而已。否则，你就会在意识到这些之前，起身去做这件事情了。你不会觉察到，只是因为脑子里有一个想法出现，你就决定停止静坐练习了。

另一方面，当那种想法出现时，如果你能从这个想法中脱身，并清楚地看到它，那么你就能够区分事情的优先顺序，进而对今天到底需要完成哪些事情做出决定。你会明白何时应该顺从这个想法，何时又应该脱身。所以，简单地辨识出想法即是想法的行为，会将你从扭曲的现实中解放出来，它还会在你的生活中创造和接纳更多清明的见地，以及更加广阔的可控感。

正念练习本身，可以直接将你从思维心智的专制中解放出来。当我们每天花点时间练习"无为"，只是观察呼吸以及自己的心智和身体，而不被这些活动所牵绊，那么我们就是在同时培养平静和正念。当心智变得稳定，不再容易被念头所控制时，我们就加强了心智的专注和平和。如果每次我们在认出念头即是念头时，能够对它的内容进行记录和识别，那么我们就能区分念头的控制力与念头内容的准确性，然后我们放开它，回到呼吸或身体感觉上，这就加强了正念。我们开始更好地理解自己、接纳自己，当然，不是按照我们"应该"的样子，而是按照我们"本来"已经是的样子。

乔·卡巴金

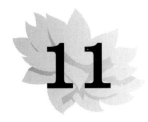

# 11

# 第七周　将友善化为行动

## 介绍

花一点时间想想，在典型的一个星期中自己通常会做哪些事。

在下面的空白处，记下自己在家或工作中的10种活动。第一行已经举出了例子。

看看你是否能够把大的活动——例如"工作"或者"家务"——分解成小的部分，例如"与同事交谈"，"收发邮件"，"准备午餐"或者"洗衣服"。

**活动1**　洗澡

**活动2**

**活动3**

**活动4**

**活动5**

**活动6**

**活动7**

活动 8 _____

活动 9 _____

活动 10 _____

现在，依次对每个活动进行思考，询问自己以下两个问题：

1. 这个活动是否会提升我的情绪，给我能量、滋养，或者增加我鲜活的生命感？如果答案是"是"，那么在活动后面的空白处填写字母 N [ 代表"滋养的"（nourish）]。

2. 这个活动是否会让我情绪低落，消耗我的能量，或者减损我鲜活的生命感？如果答案是"是"，那么在活动后面的空白处填写字母 D [ 代表"消耗的"（depleting）或者"枯竭的"（draining）]。

你可能会在这些活动后面填写 N 或者 D，也可能什么都不填。

虽然十分简单，但这个练习仍然会给我们一些重要的提示：

*你的行为会影响你的情绪。重要的是：你可以通过改变自己的行为，来改变自己的情绪。*

为了让这个策略发挥最大效用，重要的一点是记住"办公室"练习（第 167-168 页）所揭示的内容：同样的事件或活动会给你的情绪带来截然不同的影响，这取决于大量的其他因素，例如你先前已有的心境，你赋予事件的意义，或者无益思维所产生的干扰。

除非你已经考虑了所有这些因素，否则我们用来提升心境的行为未必会如愿产生效果。

不止你一个人有此想法。这非常微妙：
1. 活动的类型可能会有很大差异。一些事情可能没那么有用；另一些则更可能产生效用。有时很难提前预知。
2. 行动背后的目的很关键——我们稍后探讨这个。
3. 负面思维对活动有破坏作用：如果我们的内心告诉我们"没有什么益处——这样做不会有什么变化"；"这样做不值得"；"和以前一样，我并没有从这些事情中得到任何快乐，为何要自寻麻烦？"
MBCT 能回答这些潜在的问题。请继续阅读。

我以前已经试过，想通过行为来摆脱抑郁，但是没有什么效果啊。

好消息是，如果你真的存在于当下，能够保持正念，做出真正需要的决定：

**你将可以把行动变成一种简单而有力的方法来提升情绪，增进身心健康。**

研究证明了这一振奋人心的事实，有技巧地运用行为，这本身就能有效地治疗抑郁。

## 有益的活动：掌控型与愉悦型

如果人们感到低落、耗竭、缺乏精力，那么有两类活动在心境提升方面特别有效。

**1. 愉悦型活动**：这些事情可以带来愉悦或快乐——例如和朋友通话，洗个长长的、悠闲的热水澡，或者出门散步。

**2. 掌控型活动**：这些事情可以带来自我实现、满足感或者控制感——例如写封信，修剪草坪，或完成一件搁置已久的事情。

掌控型活动本身不一定是愉悦的，但世界上有些事情在完成以后会变得不同。

了解掌控型活动、愉悦型活动与低落情绪之间的双向关系是非常重要的。

一方面，这些活动可以提升情绪。

但是：

另一方面，当你的心境越来越低落时，你可能就不会再从中得到那么多的乐趣，和你心境平稳的时刻相比，你可能也不会在其中感到那么满意。

这时很容易就会以为这些活动没有多大用。不过，关键的是：

即便你处于抑郁中，你也可以利用掌控型、愉悦型活动与情绪的联系。小心地处理它们的双向关系，让这些活动得以提升你的情绪。

怎么做呢？

**第一步**，对自己每天的经验进行检查，看看自己的生活中已经存在的掌控型活动和愉悦型活动。

提前预备这些工具，这样就可以随时在需要用行为应对抑郁时使用它们。

现在，你可以对自己的经验进行反思，开始列出 10 个愉悦型（P, pleasure）活动和 10 个掌控型（M, mastery）活动。

你也可以使用之前进行过的识别出的滋养型（N, nourishing）活动——重要的是有个良好的开端（你现在不必一定填满全部 10 个活动！）

**我的愉悦型（P）活动清单**

例如：拜访一个朋友，看一个好玩或开心的电视节目，听音乐，洗个热水澡，吃顿美食。

P 活动 1 _____

P 活动 2 _____

P 活动 3 _____

P 活动 4 _____

P 活动 5 _____

P 活动 6 _____

P 活动 7 _____

P 活动 8 _____

P 活动 9 _____

P 活动 10 _____

## 我的掌控型（M）活动清单

例如：清理抽屉，付账单，收发电子邮件，洗车，完成一些搁置已久的事情（不管它有多么微不足道）。

M 活动 1 _____

M 活动 2 _____

M 活动 3 _____

M 活动 4 _____

M 活动 5 _____

M 活动 6 _____

M 活动 7 _____

M 活动 8 _____

M 活动 9 _____

M 活动 10 _____

**第二步**，在已经确定了自己的掌控型活动和愉悦型活动之后，请在自己情绪相对良好的时候，将它们编织到你的生活中。

在你还没有出现压力、精力耗竭或抑郁之前，在生活中编织完成型活动和愉悦型活动，这意味着：

1. 一旦觉察到心境开始低落，这些活动就在你的手边，可以用来提升心境。将它们预先准备好，意味着你更有可能想到它们，并进行坚持，即便当时你冒出了一些负面想法，比如，"这没什么用"。

2. 你的日常生活会变得更加幸福和满意。

这些表格和清单你可以按需复印，以便你可以随身携带。

**在日常生活中编织掌控型（M）活动和愉悦型（P）活动的两种方法**

**策略 1：将活动写入日常计划或者每周计划**

例如，一个非常简单的照顾自己心理和生理健康的方法，就是进行身体锻炼——最低目标是至少完成 10 分钟的散步（你也可以在散步时进行正念练习！）。可以的话，也可以进行其他类型的锻炼，例如正念伸展、瑜伽、游泳、慢跑等。一旦锻炼成为常规活动，它就可以用来应对抑郁心境。

**策略 2：将 M 和 P 活动与回应式 3 分钟呼吸空间进行关联**

呼吸空间可以用来提醒我们，记得使用两类型活动来应对不愉快的情绪。我们会在日常练习部分完整地描述该方法。

## 意图很关键

根据我们多年的经验，在使用活动来回应抑郁和其他低落的情绪状态时，我们的意图很重要。具体体现在两个方面。

我们会进行详细的说明，这样你可以在自己的经验中辨认出类似的模式。

### 抑郁状态下动机的反向作用

抑郁状态下一切变得截然不同——

1. 当你不抑郁时，你可以耐心等待，直到自己真正想做某事时再去做。

当你抑郁时，你需要在能够想做某事之前就采取行动。

**提示：** 最好不要等到自己有了想做某事的感觉再行动——看看这是否可能，尽量去做，然后看看会发现什么。

2. 当你不抑郁时，如果你累了，休息可以让你重新获得活力。

当你抑郁时，休息反而可能会让自己更疲惫。

**提示：** 不要一觉得疲惫就放弃活动而去休息——看看是否能"留在游戏中"——继续进行这些活动，甚至增加活动——即便你的情绪和思维看起来在说"不"。

约书亚："我从 MBCT 课程学到的最重要的一件事情就是：情绪低落时，一定要记得这句话——'在抑郁中，做事的动机会衰退'。

"我还用了其他一些警句——

'我不必喜欢某事；我只要完成它就好。'

'没有必要等到自己感觉好一点，再去理清某事。这样根本不管用。'

"即便是幼儿园孩子使用的激励技巧，只要有作用，也大有裨益。只要我一周内能够在工作项目上投入 30 小时的时间（我同时还在兼职进行另一个项目），我就会让我的伴侣在表格里贴一个金色小星星，就这样，我完成了这个庞大的工作项目。微小的事情——却真的有用。

"我曾认为使用这些小技巧很傻。然后我想起了另一个人说过的一句话——'如果这个方法很傻但有用，那么它就一点儿也不傻。'"

凯蒂是个狂热的电影爱好者。但是自从她陷入抑郁后，她就再也没看过电影。她认为"我只是不感兴趣"，"我只是觉得尴尬和孤独"，以及"等我想出去的时候再出去吧"，她的动机再也不足以支持她迈出屋子。

通过正念练习，凯蒂开始发现：自己每时每刻的体验和自己的想法，两者间是有区别的。有一次，她正在练习与肩部的疼痛共处。她的想法告诉她，疼痛是不可忍受的——但是她却发现，自己能够通过呼吸的进入和呼出来试着容忍这种身体感觉。

依此类推，她开始怀疑自己的信念，并决定出去看场电影。她反馈说，尽管刚开始还是觉得有点难度，但是电影里的故事渐渐吸引了她，她开始回到那种久违的舒服感中。

电影本身并没有立刻改变凯蒂的心境，但是这却给予了她意想不到的鼓舞。从此，凯蒂开始每周规划一些活动并开始实行，她没有去理会自己是否真的想去做。

### 友善带来疗愈；苛刻（反感）引发阻滞

阅读下面两个场景。

#### 场景1

汤姆："昨晚回到家，当我踏进自己空荡荡的公寓时，一种悲伤和疲倦的感觉席卷了我。我可以感觉到自己的心境急速低落。然后我开始想起来，做些什么事情可以消除抑郁。我开始回想我的M和P活动清单，然后决定听自己最喜欢的音乐，这种方式能够最快地扭转我的情绪。我打开音乐然后坐下来听。但是，听的时候，我发现自己的心智在徘徊，'这个方法有用吗？伤感的情绪走了吗？'，我发现自己开始聚焦于心境而不是音乐。于是，我不断地驱使自己的注意力回到音乐上来——但是此时，我开始因为听音乐没有起到作用，而对自己感到恼怒和沮丧。最后，我不得不喊停——它让我觉得更糟而不是更好，那种不满意的感觉持续了整个晚上。我很开心能上床睡觉并忘记这一切。"

**场景2**

吉姆："昨晚回到家，当我踏进自己空荡荡的公寓时，一种悲伤和疲倦的感觉席卷了我。我可以感觉到自己的心境急速低落。然后我想起来，做一些活动可以让自己的情绪好一些。我想了想自己的 M 和 P 活动列表，然后问自己'我现在应该怎样做才能最好地照顾自己？'我选择了听音乐的方式，来友好地对待自己，在此刻给予自己一点犒劳。我打开音乐，找了个舒服的姿势，然后安顿好开始听音乐。我的心智不时地跑开，但是，我尽可能温柔地对待自己。我可以感觉到，当心智和身体觉察到友好温和的关注时，它们最终放松下来了。那天晚上，那些可以令自己放松的其他思维模式出现了。音乐停止时，我觉察到伤感和疲惫都减轻了。我度过了一个愉快而懒散的夜晚，然后上床睡觉了。"

在这两个场景中，都用到了同一种活动——"听自己最喜爱的音乐"——但是却因为意图的不同而出现了两种截然不同的结果。

负面的反感意图——汤姆在使用音乐时带着*消除*伤感和低落情绪的意图（表现在他不断地检查情绪是否有所好转）——这反而激发了更多的厌恶和不快情绪。

积极的友善意图——吉姆则是因为自己感到伤感和低落，希望通过音乐来照顾自己——从而带来了疗愈。

> 如何利用掌控型和愉悦型活动（也就是它们背后的精神和意图）比做什么更加重要。
>
> 试着看看能否把投入掌控型或愉悦型活动作为一种友善对待自己的行动。

*如果你觉得精神低落，疲惫，精力不足或枯竭，*

*那么请花点时间问自己："此刻，我如何才能*

*更好地照顾自己？"*

## 挡在其中的想法

"生活中总有一些事情是你不能选择的，比如工作。"

"只有在履行了对他人或工作的职责后，才能做一些对自己好的事情。"

"我从来没有给过自己时间。"

"父母年长了更需要照顾。把自己放在第一位是错误的。"

"我不断地平衡着母亲、职业妇女、妻子、管家等角色。我怎么可能拥有自己的时间？"

这类想法通常都是以无望为主题的（"这些太困难了"），同时伴随着为自己花时间的内疚感，这些想法会削弱你的动机，阻碍你去做那些原本可以有效地增加幸福感的行为。

你该怎么办？

杰基是一个繁忙的医院病房护士，通常，正如她所说，事情一件接着一件，"忙得脚打后脑勺"。几乎没有什么时间让她放松，更不可能坐下来进行正念练习。但是她开始在忙碌的同时给予自我更多的关注。她觉察到，即便是在最忙的时间里，也存在着小小的空间。她举例说，她打电话给医院另一个部门的同事，需要某个病人的检查报告。她打了好几次，但对方都没有接。这是她工作中最令人沮丧的部分，要等待其他部门的人接电话，她自己却无能为力。她开始变得愤怒和自责，觉得自己太容易沮丧了。

然后她停了下来。这 30 秒的时间她无法奔忙，同时也是她嘈杂的一天中宝贵的一刻静默。她开始把等待接听电话的时刻，作为进行呼吸空间练习的时机，可以退后一步。慢慢地，她开始注意到，其实自己有很多次后退一步的机会；例如，推着药车的时候，同时限定了自己在走廊移动的步速，或者在需要走到病房另一头去见病人家属时。在此之前，她认为正念练习的最好时刻是午餐时间或者是去洗手间时。现在，她发现一天中存在着许多空间，可以转化自己的想法、情绪和行为，去更好地面对其他日常活动。

正念练习帮助杰基：

1. "面对和接近"自身体验而非逃离或回避。

2. 将想法仅仅看作想法而已——没有听取想法所传达的字面含义，因为沮丧而否定自己。

这两点为她带来了重要的转变，让她得以创造性地投入情境之中——在工作中找到空间，即便是在繁忙、苛刻的生活中也能给予自己时间。

回应式的 3 分钟呼吸空间练习，为你提供了同样改变自己生活的机会。这是本周日常练习的重要内容。

## 日常练习

在第 7 周，每周要完成 6 天的练习。

1. 可持续的正念练习

2. 3 分钟呼吸空间——常规式

3. 3 分钟呼吸空间——回应式：通往正念行为的大门

此外：

4. 准备一个行动计划

## 可持续的正念练习

我们已经探索了许多不同形式的正念练习（身体扫描，不同长度和类型的正念静坐，正念伸展，正念运动，正念行走，3分钟呼吸空间——常规式），看看自己是否能够选定一个练习模式，你可以在8周课程计划完成后，继续在现实生活中持续地进行练习。

你可以在工作日和周末选择不同的日常练习。重要的是，你要承认真正约束你的是时间，而正念练习是你日常滋养的重要来源。

> 尽可能找到一个让你觉得舒服的练习模式——不要强迫自己硬撑着进行不可持续的练习。每次只计划一点点（这样你可以慢慢增加）比计划过多（有可能让你全部放弃）要好。

每天都要记下自己计划完成的练习、自己真正完成的练习，还有你从该练习中获得了哪些益处。

本周结束后，有个重要的环节需要完成：确定一个可以长远遵循的练习模式。

### 我的一周练习

**第一天**

**计划练习：**

_____

**实际练习：**

_____

**我的收获：**

_____

## 第二天

**计划练习：**

_____

**实际练习：**

_____

**我的收获：**

_____


## 第三天

**计划练习：**

_____

**实际练习：**

_____

**我的收获：**

_____


## 第四天

**计划练习：**

_____

**实际练习：**

_____

**我的收获：**

_____


## 第五天

**计划练习：**

_____

**实际练习：**

_____

**我的收获：**

_____

**第六天**

**计划练习：**

_____

**实际练习：**

_____

**我的收获：**

_____

本周结束时，花点时间来回顾自己每天的记录。然后看看是否可以写下以后打算坚持的练习。下面的表格中留有空间，你可以把工作日和周末的练习模式写下来，当然两者也可以相同。你可以根据自己的需要复印表格。

我们在回应式呼吸空间那部分已经提醒过你，只要你意识到痛苦或烦恼情绪，就请在第一时间进行这个练习。

| 我的日常练习模式 |
| --- |
| **工作日：** |
| 1.　回应式呼吸空间_____ |
| 2.　_____ |
| 3.　_____ |

**周末：**

1. 回应式呼吸空间 _____

2. _____

3. _____

## 3 分钟呼吸空间——常规式

本周的每一天，都需要进行 3 次常规的 3 分钟呼吸空间练习，具体练习时间需要提前计划，与上周做法类似。

为了保持练习处于正轨，每天结束后需要进行记录。每完成一次就在下面的字母 R 上画圈。

| 第一天 | R R R | 第四天 | R R R |
|---|---|---|---|
| 第二天 | R R R | 第五天 | R R R |
| 第三天 | R R R | 第六天 | R R R |

## 3 分钟呼吸空间——回应式：通往正念行为的大门

上周，我们介绍了回应式呼吸空间的方法，就是它将我们带入了一个大厅，连接了 3 扇门——**重返生活，身体，想法**——为我们接下来的行为提供了不同的选择。

本周我们会介绍另一扇门——通往正念行为的大门。

### 呼吸空间：正念行动之门

当你完成了回应式呼吸空间，在第 3 步重新联结到扩展的觉知之后，可能会发现此时适合采取一些有意识的行动。

问问自己：此时此刻我自己需要什么？此时此刻我如何更好地照

顾自己？

在回应抑郁情绪时，下列活动可能会很有帮助：

1. 做些愉悦的事。从你的 P（愉悦）型活动列表中选择一个活动或者采用其他手边适合的愉悦活动。

2. 做些让你有掌控感、满足感、成就感或控制感的事。从你的 M（掌控）型活动列表中选择一个活动或采用其他的手边适合的活动。请记得：（1）把任务拆成小步骤，一次只做一步或一部分；（2）当你完成了一个任务或一个步骤之后，花一点时间去用心欣赏自己的努力。

3. 正念地行动。尽量把注意力聚焦于你正在做的事，让你的心智安住于此刻，特别注意你的身体感觉。也许你会发现这样做有所帮助：轻柔地给自己描述你的行动（比如，"我正在走下楼……现在我可以体会到手下的扶梯……现在我正走进厨房……现在我正在开灯……"），在做事的同时留意到呼吸，当你在行走时留意脚和地面的接触。

## 记住

1. 请将你的行动当成实验。在这些行为结束后，看看能否放下预先设想完成后感觉如何的倾向。对方法是否有效保持开放的心态。

2. 可以尝试不同的活动，不要只限制在几个喜欢的内容上。有时候尝试新的行为本身就非常有趣。"探索"和"好奇"通常可以对治"放弃"和"退缩"。

3. 不要期待奇迹出现。尽可能地按照计划行事。不切实际地期待这些会戏剧化地改变生活，会给自己增加额外的压力。相反，如果你能面对自己的心境变化，这些活动就会帮助你建立总体的控制感。

4. 不需要等到自己感觉想做某个活动时再行动——只管去做！

本周每一天内，除了按计划完成常规的呼吸空间外，只要觉察到不快情绪，都可以进行呼吸空间，并且，每天至少探索一次正念行为之门，具体细节请按照上面204—205页的指导和建议进行。

请每天对在这方面的体验进行记录（**这是什么样的情境？你做了些什么？发生了什么？**）

第一天

情境：_____

_____

行动：_____

_____

结果：_____

_____

有一天中午工作时，我觉得很累，有种越来越明显的沉重感。我想自己能够对此做些什么，但头脑里的很多想法——"去逛街"，"去看望朋友"——都非常不现实。所以我进行了呼吸空间——不足 3 分钟，估计总共有 1 分钟——然后问自己，"现在我怎样才能更好地照顾自己？"，然后答案就浮现了："用正念方式喝咖啡"。我用一种慈爱的行为"馈赠"了自己，五分钟内，我真正地聚焦于喝咖啡的体验——有点像正念法吃葡萄干。然后等我返回工作时，我觉得轻松了一些，心智也更加清晰开阔了。

太好了！情绪的微小改变足以让我们从一个截然不同的地方"重新开始"。然后，我们不再重走老路，而是让生活以崭新而不同的方式展开。

**活在当下**

记住用自己的身体来保持觉察。你可以只是简单地对自己的姿势保持正念。如果你正坐着阅读，请继续。去体会此刻你身体里有什么感觉？当你阅读完站起来时，去体会站立的动作，体会自己走过去做下一件事情的感觉，体会你一整天结束后躺下的感觉。移动时请将注意力放在身体里，比如你取什么东西时的感觉，比如你转身时的感觉。就这么简单。

只需要耐心地体会此时此刻的感觉——身体一直就在这里——意识到身体里的微小动作，让它成为你的第二自然反应。如果你需要取东西，那你就去做；没有其他额外必须完成的事情。只需要觉察自己取东西时的动作即可。你正在移动。你可以训练自己去感觉这些吗？

这很简单。一遍遍地练习，这会让你的注意力重新回到身体上来。这种简单的在行动中放松自己的努力，能将我们的意识从正式的正念练习拓展到全然的正念生活中。去体会身体的简单动作，不要低估它的力量。

**约瑟夫·戈尔茨坦**

第二天

情境：＿＿＿＿＿＿＿＿＿＿＿＿＿＿＿＿＿＿＿＿＿＿＿＿

＿＿＿＿＿＿＿＿＿＿＿＿＿＿＿＿＿＿＿＿＿＿＿＿＿＿＿＿

行动：＿＿＿＿＿＿＿＿＿＿＿＿＿＿＿＿＿＿＿＿＿＿＿＿

＿＿＿＿＿＿＿＿＿＿＿＿＿＿＿＿＿＿＿＿＿＿＿＿＿＿＿＿

结果：＿＿＿＿＿＿＿＿＿＿＿＿＿＿＿＿＿＿＿＿＿＿＿＿

＿＿＿＿＿＿＿＿＿＿＿＿＿＿＿＿＿＿＿＿＿＿＿＿＿＿＿＿

有那么多必须完成的事情，我觉得负担沉重、精疲力尽。所以，让我做些什么来满足掌控感或愉悦感，仿佛是给我的"待完成"清单上又增加了一件事。但是，我仍然进行了呼吸空间，然后问自己："此刻我需要做些什么来更好地照顾自己？"我清晰地感觉到，我需要给自己一点休息和平静的时间。但是我知道，躺在沙发上只会让我陷入思维反刍，所以，我选择简单身体运动的方式来"休息"。最后，我只是正念地来回踱步，缓慢而温和地——这的确非常平静和放松。能够照顾自己并带来改变，这种感觉非常好。

这是个非常好的例子，保持心态开放地进行呼吸空间——最后完成了一些原本没有期待的事情，最后证明这的确就是你需要做的。太棒了！

## 第三天

情境：_____

_____

行动：_____

_____

结果：_____

_____

我做了一次呼吸空间，打开了行动之门，决定做一次"掌控型活动：修剪草坪"，这件事我已经拖延很久了。为了让任务处于可控范围，我的目标是只完成两块草坪中较小的那一个。完成修剪并没有花费很长时间，我感到非常高兴，自己终于做完了这件事情。然后脑子里又响起了那个唠叨声："这还不够。你不该把那片大草坪也修剪一下吗？"我轻叹了口气，耸了耸肩，就在我准备开始的时候，我想起来，这一切的意义是为了照顾我自己。所以，我开始友善地对待自己。我把修剪机挪开，去休息了。这就像是一次小小的胜利。

你做了一件非常重要的事情！每次面对那些"应该"，"必须"，只要你对自己保持慈爱，那么你就为一个新方式的存在播下了种子。

在完成一项任务或一部分任务后，别忘了对自己
说"棒极了"。

把一件事情分解成小的、更易管理的步骤是非常
有效的。

任务的分解可以按照时间（一件事情只做几分
钟，允许自己停下来），也可以按照任务本身
（只完成一个大项目中的某个部分，例如只清理
桌子的一部分而不是全部），在每个步骤完成后，
停下来欣赏一下自己的成果。

第四天

情境：_____

_____

行动：_____

_____

结果：_____

_____

我仍然不是很
确定，为什么第
一步是进行呼
吸空间。如果直
接完成 M 或者
P 任务不是更简
单些吗？

你可以自己试验一下，有呼吸空间的行为和
无呼吸空间的行为之间有无差异。我们建议
你每次都以呼吸空间作为开始，因为这样你
的行为就是出自存在模式而非行动模式。这
意味着行为可能会更仁慈而非苛刻，会更加
富有创造性，反映着更大的图景，你会更加
容易把想法看作想法。呼吸空间之后，你也
可能会发现，此时更加合适的做法是先打开
另一扇完全不同的大门，下次再去打开行动
的大门。

呼吸空间非常有用，因为它将我们和课程的整体相联结——它"把所有的朋友都邀请到聚会上来"（它提醒你记得自己所学到的一切东西）。

### 第五天

情境：_____

_____

行动：_____

_____

结果：_____

_____

我的情绪一度很低落，然后开始变得不再愿意去探望朋友——我觉得这太耗费精力了，而且我觉得自己不会喜欢那种场合，朋友们也会觉得我很无趣。然后几个朋友邀请我一起去吃饭。那些想法又冒了出来，我正在试图寻找借口，却看到一辆超市的送货车，车身上印着明亮的橙色标语"做些事情，让今天变得不同！"。所以，我进行了一次呼吸空间，打开了想法的大门，记着"想法不是事实"，然后又打开了行动的大门。最后，我去见了朋友们——这并不容易。但是，他们看到我非常开心，我也为自己付出的努力感到高兴。

很多时候，采取行动是非常重要的：你只要有去做事情的勇气就好。有时候你自认为不想做的事情，其实正是你的身心最需要的。

### 第六天

情境：_____

_____

行动：_____

_____

结果：_____

_____

这是个周末，我一个人在家，外面是冷冷的雨，我觉得有点凄凉。我想做些有用的事情，但是一切看起来太费力了，所以我选择了窝在沙发里，但毫无益处。最后，我做了一次呼吸空间，然后选择了行动的大门。我感觉到身体有运动的需要，但是在雨中散步的想法似乎听起来并不怎么样。但是不知从哪里冒出来一个声音："抑郁时动机是反向运作的——去做吧！"所以我去雨中散步了，实际上我很享受这个过程——风吹着头发，落在身上的雨水让我清醒，散步的过程似乎清洗了我的内心。我散步 30 分钟后，约了一个朋友出来见面。

很多时候，采取行动是非常重要的：你只要有去做事情的勇气就好。有时候你自认为不想做的事情，其实正是你的身心最需要的。

**让身体活跃起来，可以扭转抑郁心境的疲劳和惰性。**

## 准备一个行动计划

上周你已经确定了自己的早期预警信号——这些信号模式可以提醒你（以及你身边的人），事情开始变糟，需要进行建设性的行动了。

本周的目标是对真正要采取的行动建立一个详细具体的计划。

看看自己能否让朋友或家人也参与进来，这样你就可以和他们一起建立一个行动计划，并且在需要的时候付诸行动。

你在觉察到早期预警信号时，最有技巧的回应模式是什么？

如果你能够对自己多年以来的经历进行反思，同时回顾本工作手册的条目，那会大有裨益。它们能很好地提醒你，自己做了什么，以及什么做法是有益的。

回忆过去，当你的感觉开始变糟时，什么会对你有所帮助？

_____

_____

_____

_____

_____

_____

_____

面对心理伤痛或低落心境最有技巧的回应方式可能是什么？对于思维和情感的动荡，如何才能给予最好的回应（包括你在本课程所学到的），而不加剧它们的动荡？

_____

_____

_____

_____

_____

_____

_____

在这些困难和痛苦的时刻，你如何才能更好地照顾自己（例如可以安抚你的事物，可以滋养你的活动，你可以联系的人，可以让你更加明智地应对压力的小活动）？

_____

_____

_____

_____

_____

_____

_____

_____

_____

　　过去，当事情变得失控时，哪些东西会阻碍你采取行动，有效地帮助自己？如果以后这些障碍再出现，你会如何应对？

_____

_____

_____

_____

_____

_____

_____

_____

_____

_____

　　在 214—215 页，你要对自己从上述记录中以及上周的早期预警信号中学到的东西进行总结，对行动计划提出具体的建议——一旦你或者你的朋友家人觉察到这些预警信号，可以用来应对的行动框架。

你也可以给自己写封亲切温暖的信，就像是写给一个身处困境的挚友——本着这种精神，我们建议信件可以这样开头："我知道你可能对这些想法并不是太热衷，但我认为这对你非常重要……"

下面的结构会对你很有用。

- 第一步：始终以呼吸空间作为开始——我们已经把这一条写下来了。

- 第二步：选择自己以前使用过的、有效的练习方式，尽量整合自己（例如正念运动，身体扫描，正念静坐；提醒自己课程中所学到的有用内容；经常使用呼吸空间并引入观察想法之门；通过阅读与自己的"更明智"的那部分心智"重新联结"）。

- 第三步：选择一些能够带来愉悦或掌控感的行动（例如从 M 和 P 活动列表中选择），即便它们看起来毫无用处。将行动分解成小的部分（例如只完成任务的一部分，或者只进行短时间的活动，时间上更易于管理）。

**在困难情境里，你所需要的就是你在本课程训练**
**中已经反复练习的东西。**

---

### 我的行动计划

亲爱的＿＿＿＿＿＿＿＿＿＿：

我知道你可能对这个想法并不热衷，但我认为这对你非常重要。只要你或周围的人发觉到以下征兆，那就表明事情可能会开始失控，请你尽快采取行动：

1.＿＿＿＿＿＿＿＿＿＿＿　2.＿＿＿＿＿＿＿＿＿＿＿

3.＿＿＿＿＿＿＿＿＿＿＿　4.＿＿＿＿＿＿＿＿＿＿＿

5.＿＿＿＿＿＿＿＿＿＿＿

我建议你采取以下行动。

- **第一步**：开始进行呼吸空间。
- **第二步**：使用这些练习来尽量整合自己。

_____

_____

_____

- **第三步**：采取一些行动来获得愉悦感或掌控感。

_____

_____

_____

对以下可能破坏你建设性行动的障碍保持正念。

_____

_____

_____

**此刻你需要做的就是反复练习你之前在 MBCT 课程中学习的内容。**

**祝好运！**

签名_____ 日期_____

你也可以把这封信复制并分享给你的朋友和家人。

### 当情绪看起来令人难以招架

很多时候，你会感到情绪让人难以招架，因此觉得无能为力。

这时，关键的一点是记住：即使在这样的时刻，也一定有一些事情可以让一切有所改变——最重要的事情就是重新与可控感相联结，无论它有多么微小。

如果你可以在这时将自己的心境提升 1%，那么你就完成了一项巨大而重要的转变：此刻的质变会影响下一时刻，然后再接着影响下一刻，如此一环接一环……

**一个微小的变化最终可以造成巨大的影响。**

史蒂夫："我曾在不同的时期因为和工作有关的压力和抑郁而离开职场，几年前的一次离职曾长达半年。我使用过不同的抑郁治疗方式，包括药物、认知疗法、正念认知疗法尤其是身体扫描。在我感觉特别糟糕的时候，我真的感到很无助——担心这种状况会永远持续下去。在我抑郁时，会产生一个无益思维，觉得只有在工作上花的时间足够长，事情才会做完。事实并非如此。实际上花的时间越来越长，但事情做得越来越少，这是最让我抑郁的事情。

"此时，我不可能建立一个'完成所有事情'的复杂策略，即便决定如此，我肯定也无法完成。

"此时，我的策略是：'史蒂夫——只要做一点就好，任何事情都可以'。我发现做一点点的方法让我感觉良好，它不会让雪球滚起来。这件事情可以非常微小，但重要的是去完成它，可能的话，我会邀请一个关系亲密值得信赖的同事一起。一分钟前，我在想，我可能再也无法做些有用的事情了。但是，如果我去做些什么——哪怕就是扔掉几张旧报纸——我都会证明，那些一闪而过的想法根本一点都不真实。"

## 夏日

是谁创造了世界?

是谁创造了天鹅和黑熊?

是谁创造了蚱蜢?

这些蚱蜢——

把自己甩出草丛,

从我手中偷吃糖果,

下巴来回而不是上下移动——

用她巨大而复杂的眼神注视周围的一切。

现在,她举起苍白的前臂清洗脸庞。

现在,她打开翅膀,轻盈而去。

我不知道什么是祷告。

我只知道如何专注,如何在草地上落下,

如何在草丛下跪,

如何享受悠闲和祝福,如何在田间漫步,

这就是我整日所为。

告诉我,我还应该做些什么?

最后,一切都会很快归于湮灭,不是吗?

告诉我,你打算做些什么,

用你狂野而珍贵的一生。

玛丽·奥利弗

# 12

## 第八周　现在怎么做？

### 介绍

你打算做些什么，用你狂野而珍贵的一生？

你如何回答玛丽·奥利弗的诗歌中（第 217 页）这个关键的问题？

MBCT 正念认知疗法是如何帮助你意识到内心最深处对更高的幸福、完整、满足和安康的渴望？

人们对自己学习 MBCT 课程中最有价值的部分，有着不同的见解。下面是一些学员的反馈：

"我对自己18岁的女儿不再那么愤怒和指责了。我可以用更富建设性的方法去对待她了。"

"现在，当我感到心情低落或者开始抑郁时，我有了一些应对技巧。"

"当我得到什么东西时，我会倾向于看到自己的所得，而不是担心失去它们。我开始觉得生活有控制感了。"

"这个课程清除了自己由于过去的抑郁焦虑而产生的羞耻感，让我更加接纳自我。"

"多年来，我饱受情绪困扰。要想真正地体味生活，我必须去感受它们。它改变了我对生命的视角。"

"我发现了自己的内在力量。"

当然也有可能，你花费大量时间和精力所进行的练习的作用目前看起来还不明显。

第8周内，你将对自己在课程中的经历进行总结反思：**你体验到了什么？你学到了什么？对你而言最有用的是什么**？

如何把过去几周通过耐心和毅力所获得的成果，推行到自己的余生中？一个有用的做法就是把你的发现用语言表达出来，从而作为一种提醒、鼓舞和再激励。

我们不应该把第8周看作本课程的终点，而是一个更广阔的、持续的正念探索之旅的起点。

> 真正的第8周，是我们接下来的人生。
>
> 乔·卡巴金

在 MBCT 的课堂里，这时我们会用身体扫描来给整个课程画一个完整的句号——就是第1周的第一个正式练习。

如果你没有参与课程，你也可以同样进行身体扫描。在进一步探索自己对整个课程的体验前，先重新进入存在模式。

**你觉察到了什么？你的体验与第一周相比有什么相同或不同之处？（你可以回顾自己以前的记录）将相同和不同之处记下来。**

_____

_____

_____

_____

_____

_____

_____

现在，你要退后一步，将自己所有的课程体验作为一个整体进行回顾。在心里牢记 MBCT 课程的两个相互关联的总目标是非常有用的。

**目标 1：** 帮助你更早地辨识出那些创造情绪压力、将你拖入持续情绪痛苦的习惯性心智模式，并能更有技巧地回应。

**目标 2：** 培育一种新的存在方式。

- 这种存在方式意味着心智的破坏性习惯模式不再那么容易被触发。
- 这种存在模式能够让你在整个生命中拥有更大的安康、轻松和满意度。
- 这种存在模式让你信赖内在智慧的引导，带着友善穿越情绪的风暴。

其他人在 MBCT 课程中得到的最大益处是什么？下面是一些学员的反馈中最常出现的主题。

这些东西对你来说重要程度如何？

---

根据重要程度从 1 分给到 10 分，10 分表示极其重要。

| 主题 | 分数<br>（1—10） |
|---|---|
| 知道是什么让情绪低落，辨识出早期预警信号 | _____ |
| 学习用新方式走出负面思维和情绪模式 | _____ |
| 用不同的方法看待负面思维和情绪——它们只是<br>　　情绪组合的一部分，不是"自己" | _____ |
| 面对不愉快的情绪时不再觉得那么无助 | _____ |
| 不再感到孤独——看到还有很多人有抑郁或者痛<br>　　苦情绪，不仅仅是你"一个人" | _____ |
| 对自己仁慈一些，不要那么苛刻 | _____ |
| 更加珍视自己——要辨识并满足自己的需要 | _____ |

---

　　另一种回顾经验的方式，就是回想心智存在模式的核心特征（第 25—28 页），然后对每个特征的重要性进行打分，同样是 1—10 分：

　　**有意识、有选择地生活**（vs "自动导航"模式）　_____

　　**直接感知经验**（vs 通过思维加工经验）　_____

　　**全然处于此时此刻**（vs 沉浸于过去和未来）　_____

　　**有意愿地接近痛苦**（vs 回避、逃离或去除
痛苦体验）　_____

　　**允许一切如其所是**（vs 需要改变事物）　_____

　　**将思维看作心理事件**（vs 认为思维是真实、
实际的）　_____

> **怀着友善和慈爱照顾自己**（vs 不计自己或
> 他人的代价专注于达成目标）

　　到目前为止，你认为 MBCT 课程中有哪些重要的方式对你有益？请记下来（哪怕这些重要改变只有一点点征兆，还没有机会完全崭露）：

_____

_____

_____

_____

_____

_____

_____

_____

**乔安妮：**"对于你带来的正念体验，我表示真诚的感谢。正念对我有非常深远的影响。我想它是在表象之下的更深处运作的。

　　"我现在发现，我可以享受和孩子们共处的时刻，可以与我正在做的事情融为一体，而不是生活在对工作的顾虑中。我会观察并遵从它们的指引。我可以觉察到自己的空虚和恼怒，我明白它们和我正念练习中散乱的心智没有什么不同——我的心智只是转移到了成人的任务和压力中，而我不会完全沉迷其中。

　　"有时，借助于一段情绪、一个想法或者一个声音，我就可以回到强烈的情感之中。我记得，多年来我第一次像个孩子一样，去感受风儿拂过脸庞，看着经过屋顶的白云，再次在身体和情绪上感受青春的乐观和喜悦，一切皆有可能，一切有待于我们去探索。这是多么大的惊喜啊！"

*经由反思自己从正念练习中获得的益处，你就播撒下美好意愿的种子，它们会在未来继续支持你的练习。*

## 展望未来

现在，请思考两个重要的问题：

1. 为什么我希望继续进行某种形式的正念练习？

2. 我会进行什么形式的练习？

首先思考第一个问题，为什么。

为什么要继续正念练习？

> 我真的需要继续吗？我已经在这8周里投入了巨大的时间和精力。我希望就此结束！

> 这非常能够理解——也许，即便不再继续进行正式的正念练习，你的生活也会变得不同和更加美好。
>
> 但是所有的证据都表明，那些能够长远地受益于MBCT课程的人，正是那些以不同方式持续进行正念练习的人——即便每天只练习几分钟。
>
> 为了最大程度地从自己已投入的时间和精力中获益，请你记住，如同学习一门新的语言一样，一点点的练习可以让一门新技能生动有效。

> 如果我不喜欢，那我为什么还应该继续练习或者保持正念。如果说我学到了一件事情，那就是"应该"属于行动模式。

> 当然——我们根据他人经验建议你"应该"继续练习，这并不能长久地推动你的练习。更好的做法是认同一些更加积极的理由，来帮助你的练习——无论你是否喜欢，都能给予你继续练习的动力。你是否可以将继续练习的意图，与自己已深切关心的事物相联结呢？

给自己寻找一个积极的理由来继续进行正念
练习，将它与自己深切关心的事物联结起来，
这是非常有力量的。

## 找到一个发自内心的缘由来持续进行正念练习

你也许会发现下面的练习有所帮助：

找个位置舒适而放松地坐下；进行几次正念呼吸来调整心智，如果觉得舒服，你也可以闭上眼睛。

让下面的问题温和地进入心智和心灵，并在意识中轻柔地停留。

"对我而言，生命中最重要的是什么（我最看重什么）？而正念练习可能对此有所帮助。"

当问题进入头脑时，想象有一块光滑圆润的鹅卵石坠入深井，或者缓慢地坠入越来越深处，穿过冰凉清透的湖水……在鹅卵石下坠时，继续在觉知中抱持着这个问题……你的脑海中可能会冒出一个答案，也可能没有答案。

在鹅卵石到达地底时，让它在那里停留，对进入觉知的任何回应保持开放的心态。

不要去思考这个问题，不要试图冥思苦想找出答案，也不要立刻进行反应。相反，看看是否能够让觉知用自己的方式、自己的节奏进行回应，让它在超越思维心智的、自我存在的更深处进行加工。

很可能你在第一次思考这个问题时，没有答案出现，或者出现的答案在很多方面"不很正确"。请记住，这是你可以在以后反复回来思考的。

准备好后，轻轻地深呼吸一次然后轻柔地睁开双眼。

如果你找到了一个答案，能够将正念练习与
自己深刻关切的事物联结起来，请在下面记
录下来，这样如果你需要，它随时都在那
里——提醒你、鼓舞你，将正念练习与你发
自内心的需求相连。

**我愿意尽力进行正念练习的原因是：**

_____

_____

_____

_____

_____

_____

乔安妮："我愿意每天继续进行正念练习，因为正念让我和孩子们感到亲密，这是我深切在意的事情。通过这几周的练习，我好像有更多的时间留给他们，我能够更好地回应他们——我更加享受和他们一起的时光。好笑的是，以前我还担心日常的正念练习会剥夺我和孩子、丈夫共处的时间，但是事实上，正好相反——我觉得自己和家人比以往更加亲密。"

卡里："我喜欢待在大自然里，观察树上的树叶、感受风儿掠过发梢。我希望能够找回那种感受……我曾经带着狗狗一起散步，却无法觉察到周围的事物；遛狗变成了任务……现在我可以感受到喜悦。这就是我所珍视的。"

莫里："我关心自己的身体和心理健康。我可以看到正念与它们的关联——它提醒我去做瑜伽、进行正念行走，帮助我看清楚生命中哪些在滋养我，哪些在消耗我。"

> 明确的意愿能够引领我们继续下去，所以无论是
> 否喜欢，我们都能够坚持练习——它不是通过强
> 迫我们，而是通过提醒我们真正珍视的东西。

实际上，我们的内心深处都根植着一个动机，它能够推动我们继续练习，能够在痛苦情绪出现时支持我们的行动。

这是个简单而珍贵的、与生俱来的权利：我们关爱众人——包括我们自己。

当然，如果你曾经抑郁过，或者你现在正陷入抑郁中，那么很难辨识或找出一个关爱自己的动机。你可能会觉得自己不值得关爱，或者你相信，自己不像其他人拥有自我关爱的内在能力。

在这个时候，最关键的是要记住，如同你在 MBCT 课程里探索的那样，自我关爱的动机，或者对自己友善的做法，是可以通过练习进行培育、培养和增强的。

如何进行呢？要将正念、接纳和感兴趣的觉察带到你的体验中，要尽力而为，哪怕只是一点点。这种行动本身就是一种最有力的对自己的关爱、良善和仁慈。

> 每当我们保持真正的正念，我们就滋养了宝贵的关爱自己和他人的意图。

当然，即便抱持着最好的练习动机，你也可能会遇到各种困难和阻碍。但是，这并不意味着那些障碍会让你沦陷。

　　根据过去的经验，哪些可能会成为你继续正念练习的最大困难或障碍？

———————————————————————

———————————————————————

———————————————————————

———————————————————————

　　根据过去的经验，哪些策略能帮助你克服这些困难？

———————————————————————

———————————————————————

———————————————————————

———————————————————————

## "什么形式的"继续练习：日常练习

　　下面是一些在日常生活中深入正念练习的不同方式：

1. 每日正式正念练习
2. 日常的非正式正念练习
3. 3分钟呼吸空间——回应式

### 每日正式正念练习

　　尽你的最大能力，继续进行上周的持续性正式练习模式。

　　为了在未来的生活中使用，你可能会对这个模式进行一定的修改。这没问题——重要的是，这个模式一定要能在日常生活中长期使用。

　　你可以每3个月对自己的日常练习模式进行总结，然后进行必要的调整。你可以在日记中记录下来，从现在起到3个月后需要进行总结，这会是个非常有用的提醒方法。

莱克斯："8 周的 MBCT 课程接近尾声，我很担心自己能否将正念练习融入日常生活。我决定在日常生活中找出一点时间，用来进行正念练习。

"起初，我可以坚持在这些时间练习。但是，随着时间的推移，我发现练习已经成为日常程序中很自然的一部分。一般来说，我会在早上进行 10~15 分钟的身体扫描或正念静坐。我最常用的是呼吸空间，一般是在上下班的路上进行。刚刚度过紧张的一天，这个方法非常有效。至于较长时间的正念练习，我越来越少地依赖于录音。

"我觉得日常活动正念练习是个超棒的主意。我只是像往常一样完成自己的任务和活动，但只是选择用正念的方式去做。

"现在，我已经坚持正念两年了，我觉察到了很多积极的变化。在对情境进行反应之前，我可以让自己在那一刻停留。我感到自己更能贴近自己的身体和情绪感受。总体上讲，它让我变得更加镇静，改变了我的人生观。"

### 学员贴士——如何持续进行每天的正式正念练习

- **每天都要完成一些练习，不管多么简短。** 保证练习"每天"的持续性非常重要，这可以让正念更加鲜活、可行，从而在你最需要的时候随时候命——你并不知道自己何时会需要它。

- 备受尊敬的国际正念大师约瑟夫·戈尔茨坦建议自己的学生每天都坐下来进行正念练习——即便只有 10 秒钟。经验表明，这 10 秒钟足以推动你完成更长时间的正念练习。

- **如果可能的话，每天请在相同的时间、地点进行正念练习。** 这样，正念就被植入你的日常例行活动中。然后，就像刷牙一样，你根本不用去思考是否需要正念练习——你只是按照日常惯例去做即可。

- **像照料花草一样去进行练习。** 每天只需要浇一点水即可，不是一个月浇一桶水。就像对待植物那样，培养你持久进行关爱和关注的练习，这会让爱的自然潜能成长和盛开。

- **把练习看作滋养自我的途径，而不是清单上的"待完成"事项。** 记住，有时候你并不会感到练习是一种滋养——尽可能地让练习顺其自然，放下关于它的种种想法和期待，诸如练习应当如何，或者将它看作自我提升"项目"的一部分。

- **探索其他途径，不断鼓励自己完成练习。** 不时地重新阅读本书。也可以阅读其他相关书籍，或者收听一些相关的网络谈话节目或练习引导，引导自己进行正念练习。

- **探索与他人共同练习的途径。** 定期与他人共同练习——这就是所谓的"共修小组"——这是保持练习生动性、活跃性的最有效方式之一。如果你和一个团队一起进行 MBCT 练习，那么可以寻找机会一起集合练习。每个人都可以与正念练习"伙伴"分享经验并受益。即便只有一个人，与其进行结伴练习、共享经验，也有着巨大而惊人的支持效果。

- **记住，你随时可以重新开始。** 正念练习的本质就是让过去随风消逝，每一刻都是新的开始（你已经练习过很多很多次，每次心智游离都可以重新回到呼吸上来）。同样，如果你很久没有进行练习，那么请不要自我批评，或者纠结于原因。只需要进行 3 分钟的呼吸空间，然后在此时此地重新开始。

## 日常非正式正念练习

**莱克斯：** "日常正念练习是个很好的提议。我只是像往常一样去做事情、完成任务，但是我选择带着正念去做事。"

正念本身并不难——最大的挑战是要在日常生活中记着保持正念。

那么，我要如何做，才能帮助自己记得在每一天、每一刻都保持正念？

你所能做的最好的事情，就是让自己的正念意图保持轻柔，不要将它看作一件"不得不"完成的事情。

你可以使用红点标识或者便利贴作为提醒，放在醒目的地方（比如电话上），或者在电脑或手机上下载一个正念铃声，这些都会提示你与此时此地重新联结，或者是进行一次呼吸空间。

正念教师 Larry Rosenberg 为全天保持正念练习提供了 5 句提示：

1. 可能的话，一次只做一件事情。
2. 对自己正在从事的活动保持全然的注意。
3. 如果心智从当下游离，将它带回。
4. 无数次重复步骤 3。
5. 对自己的注意分散进行探究。

时不时地重温下列这些正念练习，可以有效地提醒自己进行每日的非正式正念练习。

**在日常活动中保持觉察**

**愉快体验日历**

**不愉快体验日历**

**活在当下**

**正念行走**

---

**日常正念贴士**

● 早上醒来的第一时间，在起床前，请将注意力集中在呼吸上。完成 5 次正念呼吸。

● 觉察自己身体姿势的变化。在自己的身体完成躺、坐、站或走等动作时，去觉察身体和心智的感受。关注自己的身体如何从一种姿势转换为另一种姿势。

●任何时候听到诸如电话铃声、鸟叫、地铁经过、笑声、汽车发动、风、关门等声音——可以使用任何一种声音作为开启正念的铃声。真正地聆听，处于当下和清醒。

●每天花几分钟时间关注自己的呼吸。进行 5 次正念呼吸。

●在吃东西或者喝东西时，花一分钟时间正念呼吸。看着你的食物的同时，要意识到滋养这些食物成长的东西。你可以通过食物看到阳光、雨水、土壤、农民、运输司机吗？吃的时候保持觉察，要意识到自己是为了身体健康而食用它们的。有意识地观察、闻、品尝、咀嚼和吞咽这些东西。

●在行走或站立时保持身体觉知。花一分钟时间觉察自己的身体姿势。注意双脚与地面接触的感觉。步行时，去感受拂过脸庞、胳膊和腿部的气流。自己走路是否太过急促？

●聆听和说话时保持觉知。你是否能纯粹地聆听，而不带有同意或反对，喜欢或讨厌的态度？能否只是聆听，而不要去盘算自己该说什么？你是否可以只说那些需要说的内容，不附加任何夸大或自己的理解？你能否觉察到心智和身体的感受？

●利用任何排队等待的时间去觉察自己的站姿和呼吸。去感受双脚和地板接触的感觉，去体察身体的感受。去注意腹部的起伏。你是否缺乏耐心？

●请对身体某些部位的紧张感受保持觉察。看看自己是否能够在吸气时将气息带到那里，然后呼出时放下这些紧张情绪。这些紧张是否储存在身体某个部位？例如，脖子、肩膀、胃部、下颌，或者腰部？可能的话，每天进行一次伸展或者瑜伽练习。

●在日常活动中保持觉知，例如刷牙、洗碗、洗头、穿鞋、工作时。将正念带入生活的每个活动中。

●晚上睡觉前，花几分钟进行正念呼吸。完成 5 次正念呼吸。

**马德琳·克林恩**

## 3分钟呼吸空间——回应式

*呼吸空间是整个MBCT课程中最重要的一个练习：*
*它会在最需要时帮助你切换到存在模式。*

当你意识到自己纠结于一些不愉快的情绪，开始迷茫、不平衡或心事重重时，要让呼吸空间成为自己的第一反应。

为了让这个重要的做法保持全然的活力和有效性，我们建议你每天至少进行一次回应式呼吸空间练习——生活是按本来面目呈现的，你会有很多练习的机会的！下面是一些关键步骤的提示（为了表明身体姿势的重要性，我们将它设为第0步）（见下页）。

## 结束语

我们这趟旅程已经接近尾声了。

如果你选择正念练习，那么它会为你提供一条继续向前的道路——这条发现之路可以揭示在这个世界中全然不同的存在方式。但直到现在，我们很多人都尚未探索和体验到它。

虽然听起来有点奇怪，但我们发现这是可以做到的：就在当下，友好地接受自己原本的样子，而不是要努力变成别人，或者努力地去往别处。

我们会看到，一旦我们承认了内心那个严苛的批评声，它的呐喊声就不再是唯一的声音；我们的内在还有一个更加安静、智慧，更富有洞察力的声音，即便是在最困难的情境中，它也可以更加透彻、仁慈地看清我们应该做的事情。

正念并不是让你去疏远自己的生活和情绪。它是真正的参与，可以让我们真切地生活、深刻地感受，富有慈悲地行动。

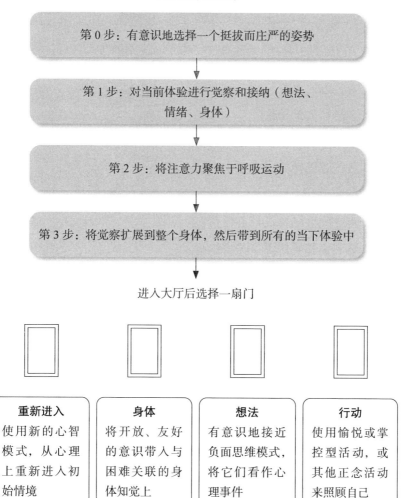

回应式呼吸空间

第 0 步：有意识地选择一个挺拔而庄严的姿势

第 1 步：对当前体验进行觉察和接纳（想法、情绪、身体）

第 2 步：将注意力聚焦于呼吸运动

第 3 步：将觉察扩展到整个身体，然后带到所有的当下体验中

进入大厅后选择一扇门

**重新进入**
使用新的心智模式，从心理上重新进入初始情境

**身体**
将开放、友好的意识带入与困难关联的身体知觉上

**想法**
有意识地接近负面思维模式，将它们看作心理事件

**行动**
使用愉悦或掌控型活动，或其他正念活动来照顾自己

我们可以很容易地成为不熟悉自己的陌生人。

正念铺就了回家之路。

我们希望你继续自己的一天接一天、一刻接一刻的发现之旅，我们祝愿你一切安好。

## 重新爱上

这一天会来临的

你会带着狂喜

在自己的门前

在自己的镜子里

迎接自己

彼此致以微笑


对他说，坐在这里，请吃饭

你将会重新爱上

就是你自己的这个陌生人

给他美酒，给他面包

把你的心交还给自己

还给终其一生都在爱着你的陌生人


你为了别人忽略了他

他却打心底里懂你


把这些爱的情书从书架上取下吧

这些照片 还有这些绝望的话语

在镜子中一层层地剥下自己的影像

请坐

享受生命的盛宴吧


德里克·沃尔科特